产后恢复
实用技术

主　编

李燕敏　潘建明
谭　林　蒲　梅

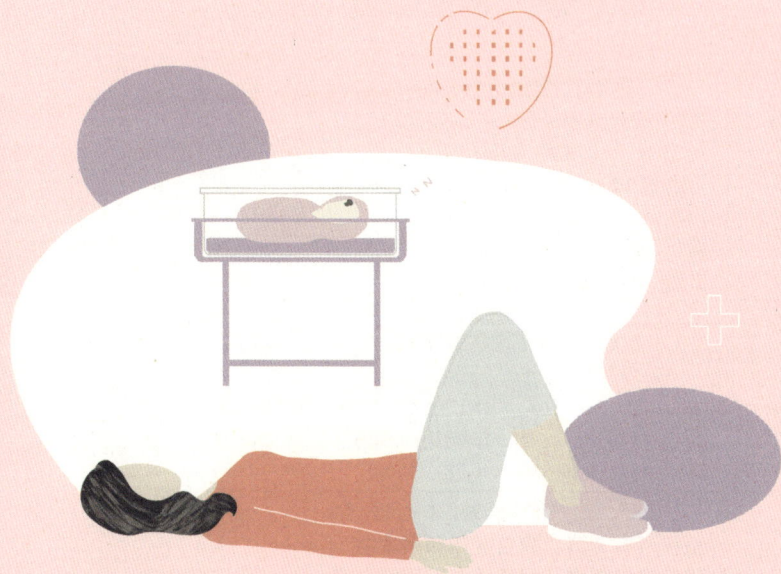

重庆大学出版社

图书在版编目（CIP）数据

产后恢复实用技术 / 李燕敏等主编. --重庆：重
庆大学出版社，2025.8. --（高等职业教育医学类专业
系列教材）. --ISBN 978-7-5689-5446-4

Ⅰ. R714.6

中国国家版本馆CIP数据核字第2025NB8013号

产后恢复实用技术
CHANHOU HUIFU SHIYONG JISHU

主　编：李燕敏　潘建明　谭　林　蒲　梅
策划编辑：胡　斌

责任编辑：胡　斌　　版式设计：胡　斌
责任校对：邹　忌　　责任印制：张　策

＊

重庆大学出版社出版发行
社址：重庆市沙坪坝区大学城西路21号
邮编：401331
电话：（023）88617190　88617185（中小学）
传真：（023）88617186　88617166
网址：http：//www.cqup.com.cn
邮箱：fxk@cqup.com.cn（营销中心）
全国新华书店经销
重庆亘鑫印务有限公司印刷

＊

开本：787mm×1092mm　1/16　印张：12.75　字数：277千
2025年8月第1版　2025年8月第1次印刷
ISBN 978-7-5689-5446-4　定价：58.00元

编委会

前言

产后恢复不仅关乎产妇身心健康，更是家庭幸福和谐的基石。随着生育观念的进步与大健康产业的发展，社会对产后恢复的专业性、科学性提出了更高要求。如何帮助产妇科学、有效地恢复身体机能，重塑自信，成为家庭、社会以及医疗保健行业共同关心的话题。

《产后恢复实用技术》是为中、高等职业院校医学相关专业学生及社会学习者编写的专业教材，是紧密锚定教育部"1+X"产后恢复职业技能证书要求的课证融合特色教材。本教材秉承"理论筑基、技能导向、中西医融合"的编写理念，旨在帮助学习者系统掌握产后恢复实用知识与技能，全面、科学地指导广大产妇及家庭进行产后恢复，还能助力学习者考取产后恢复职业技能证书，提升职业素养与实践能力。

本教材分为基础知识和实操技能两大板块。上篇"基础知识篇"围绕职业认知，深度剖析女性生殖系统解剖生理、妊娠期及分娩期变化、产后恢复机制，为读者构建全面的知识体系。下篇"实操技能篇"则以问题为导向，涵盖乳房保健、腹部骨盆恢复、盆底重建、科学瘦身、中医调理等核心领域，每个项目均详细阐述任务背景、实施步骤及评价标准，并附有知识拓展供学习者完善自己的知识结构和能力结构，强调"评估—方案—操作—反馈"的闭环管理思维。

本教材有如下特色：整合中西医视角，融合现代医学技术与中医传统疗法；提供全流程实操指导，含心理调适及生育规划等，有步骤图解与案例分析；符合职业发展导向，涵盖技能操作、职业素养等，助力构建职业能力体系；形式新颖，以社会需求为目标，采用任务引领、项目驱动，学习任务递进式设计，提升解决实际问题能力，彰显职教特色。

为了保证教材的质量，使教材能满足读者的需要，编者们进行了反复的斟酌与修改，但由于编写时间仓促，编者知识水平有限，书中难免存在不足之处，恳请读者批评指正，以便及时修订完善。

让我们携手共进，为产后妈妈们的健康与幸福奉献出自己的一份力量！

编者

2025 年 6 月

目录

上 篇

基础知识篇

项目一　职业认知

一、产后恢复师职业概述

产后恢复师，是在科学健康理念的引领下，将传统中医与现代医学有机融合，针对女性分娩后特殊时期内的心理和生理变化，开展主动且系统的康复指导与训练的专业人员。这一职业在健康服务业中占据着独特且关键的位置，肩负着助力产妇全面恢复身心健康的重任。

产妇历经怀孕与分娩，身体各个方面都遭受着巨大的冲击。从生理层面来看，肌肉骨骼出现变形，孕期胎儿的质量致使腰椎前凸增大、骨盆前倾以及腹直肌分离，分娩时耻骨分离，进而造成骨盆变形、髋关节移位，小腹脂肪堆积；盆底肌因妊娠和分娩变得虚弱甚至受损，引发盆底功能障碍，出现性生活不和谐、漏尿、子宫脱垂等问题；子宫可能发生易位甚至脱垂，影响恶露排出，引发妇科疾病；乳房因哺乳需求和生理、内分泌等因素，在断奶后出现下垂、外扩；阴道扩大，肌肉松弛，影响生活质量；身材走样，便秘问题频发，头面部也会因激素变化和不合理坐月子出现头痛、色斑等状况。

在心理方面，身份的骤然转变、身体的不适以及育儿的压力，使得产妇极易陷入焦虑、抑郁等不良情绪之中。据临床相关的统计数据，产后3个月内发生精神障碍和心理疾病的患者居多。

产后恢复师的重要性不言而喻。通过专业知识和技能，产后恢复师可以为产妇量身定制涵盖体质调理、子宫复旧、盆底康复、形体恢复、母乳喂养、心理疏导以及营养搭配等多方面的个性化方案。在体质调理上，产后恢复师可以依据产妇的体质类型，提供饮食、运动等方面的建议，帮助产妇恢复元气；指导子宫复旧的方法，促进子宫正常收缩和恢复；借助专业手法和康复训练，有效改善盆底肌功能，预防和缓解相关问题；设计合理的运动计划，助力产妇重塑身材；传授正确的母乳喂养技巧，解决乳汁淤积等问题；给予产妇心理上的关怀与疏导，帮助其排解不良情绪，保持积极乐观的心态；规划科学的营养膳食，确保产妇摄入充足且均衡的营养，在促进身体恢复的同时，保障乳汁的质量。

产后恢复师就如同产妇产后生活中的一盏明灯，为她们在身体和心理的双重恢复道路上指引方向，帮助她们顺利度过这一特殊且关键的时期，重新拥抱健康、美好的生活。

二、产后恢复师岗位要求

（一）专业技能要求

产后恢复师需要掌握丰富的专业知识，涉及医学、康复学、营养学、心理学等多个领域。在医学方面，要熟悉女性生殖系统的解剖与生理知识，清晰了解产后身体各器官的恢复过程与变化，例如子宫在产后如何逐渐复旧，恶露排出的正常时间和特征等。康复学知识也必不可少，例如掌握盆底肌康复的多种方法，包括手法按摩、仪器治疗以及康复训练动作等，以有效改善盆底肌松弛问题，预防和缓解子宫脱垂、尿失禁等情况。同时，了解产后常见疾病的症状、预防与护理方法，如产后乳腺炎、产褥感染等，以便及时发现问题并给予正确的指导和建议。

在营养学上，产后恢复师需要依据产妇的身体状况和哺乳需求，制订个性化的营养方案。为乳汁分泌不足的产妇搭配富含蛋白质、维生素和矿物质的食物；为身体虚弱、需要调养的产妇设计滋补但不油腻的膳食等。此外，还需关注产妇的心理状态，运用心理学知识，识别产妇的情绪变化，及时给予心理疏导和支持，帮助她们应对产后焦虑、抑郁等情绪问题。

产后恢复的手法和仪器操作也是产后恢复师需要熟练掌握的关键技能。常见的手法包括骨盆矫正手法，通过专业的推拿、按摩技巧，可以调整产妇骨盆的位置和形态，改善骨盆前倾、后倾等问题，减轻因骨盆变形带来的身体疼痛和不适；乳房护理手法，如通乳、催乳手法，能有效解决乳汁淤积、乳腺不通等问题，保障母乳喂养的顺利进行。仪器操作方面，通过电刺激、生物反馈等技术，产后盆底康复仪器可以帮助产妇更精准地进行盆底肌训练，提高康复效果；还有塑形仪器，利用射频、超声波等，帮助产妇紧致肌肤、减少脂肪堆积，恢复身材曲线。

（二）个人素养要求

责任心是产后恢复师不可或缺的品质。产妇在产后身体和心理都较为脆弱，需要恢复师给予细心、耐心的照顾和指导。例如，在进行盆底肌康复训练时，产后恢复师要时刻关注产妇的训练情况和身体反应，确保训练的安全性和有效性；对于产妇提出的各种问题和疑虑，要认真倾听并给予准确、详细的解答，让产妇感受到充分的关怀和重视。

良好的沟通能力同样至关重要。产后恢复师需要与产妇及其家属进行密切的沟通交流。在与产妇沟通时，要能够用通俗易懂的语言解释专业知识，让产妇明白产后恢复的重要性和方法。例如，在向产妇讲解产后运动的注意事项时，要用简单明了的语言说明每个动作的要点和作用，避免使用过于专业的术语。同时，要善于倾听产妇的需求和感受，及时调整恢复方案。在与家属沟通时，要向他们传达正确的产后护理观念，争取家属的支持和配合，共同为产妇的产后恢复创造良好的环境。

服务意识是衡量产后恢复师工作质量的重要标准。产后恢复师应以产妇为中心，全心全意为产妇服务。从产妇入院的那一刻起，就要提供热情周到的服务，包括帮助产妇熟悉环境、解答疑问等。在整个产后恢复的过程中，要根据产妇的需求和反馈，不断优化服务内容和方式，确保产妇能够得到满意的恢复效果。例如，为产妇提供舒适的休息环境，准备合适的饮食，及时处理产妇的突发情况等。

（三）证书与经验要求

产后恢复师证书一般分为初级、中级和高级三个等级。初级证书要求报考者具备高中或中专及以上学历，经过正规的初级产后恢复师培训课程学习，并通过相应的考试，即可获得初级证书。初级证书持有者可以从事一些基础的产后恢复工作，如协助产妇进行简单的产后运动、提供基本的饮食建议等。

中级证书的报考则对报考者的学历和工作经验有一定的要求。一般要求报考者具有大专及以上学历，或者具有初级证书且从事产后恢复相关工作满一定年限，如1~2年。同时，需要参加更系统、更深入的中级培训课程，并通过严格的考试，才能获得中级证书。中级证书持有者能够独立完成一些较为复杂的产后恢复工作，如制订个性化的产后恢复方案、进行专业的手法按摩和仪器操作等。

高级证书的报考条件更为严格，报考者通常需要具有本科及以上学历，或具有中级证书且从事产后恢复工作满3~5年。此外，还需要在专业领域有一定的研究成果或实践经验，如发表相关的学术论文、参与过产后恢复项目的研究等。高级证书持有者不仅能够熟练掌握各种产后恢复技术，还能够指导和培训其他产后恢复师，在行业内具有较高的专业地位。

丰富的经验对于产后恢复师来说具有很大的优势，有经验的产后恢复师在面对各种复杂的产后情况时，能够迅速做出准确的判断和处理。例如，遇到乳汁分泌异常的产妇，经验丰富的产后恢复师可以通过观察产妇的乳房状况、询问饮食和生活习惯等，快速找出原因，并采取有效的解决措施。在处理产后并发症时，经验丰富的产后恢复师也能更加冷静、果断地应对，以保障产妇的健康安全。同时，丰富的经验还能帮助产后恢复师更好地与产妇沟通，了解她们的需求和心理状态，提供更贴心、更个性化的服务。

三、产后恢复师行业发展前景

（一）市场需求持续增长

随着国家生育政策的调整，三孩政策的实施，以及人们生活水平和健康意识的显著提高，越来越多的家庭开始高度重视产妇的产后恢复。产妇自身对于产后身体恢复、身材塑形以及心理调适等方面的专业服务需求也愈发迫切。相关统计数据显示，我国产后康复市场规模在过去五年间实现了年均复合增长率超过20%，这一增长趋势还将在未来几年持续保持。这表明，产后恢复师的市场需求正呈现出强劲的增长态势。

（二）行业发展趋势向好

在政策层面，国家高度重视母婴健康事业，出台了一系列政策法规，如《中华人民共和国母婴保健法》等，为产后恢复行业的发展提供了坚实的法律保障和政策支持。各地政府也纷纷鼓励和引导社会力量积极参与产后康复服务机构的建设与运营，有力地推动了行业朝着规范化、专业化的方向蓬勃发展。

从技术角度来看，先进的康复设备与技术不断涌现，如智能盆底肌训练仪、激光修复技术等逐渐被广泛应用于产后恢复领域。这些新技术的引入，不仅显著提升了康复效果与效率，还为远程康复指导等创新服务模式提供了可能，进一步拓宽了市场覆盖范围。

消费趋势的改变也在深刻影响着产后恢复行业。消费者愿意为高质量、定制化的产后康复服务支付更高的费用，这促使高端月子中心、私人康复工作室等新兴业态如雨后春笋般不断涌现，满足了不同层次消费者的多样化需求，推动行业向高端化、个性化方向迈进。

（三）面临的挑战与机遇

尽管产后恢复师行业发展前景广阔，但也面临着一些严峻的挑战。专业人才短缺是制约行业发展的关键因素之一。产后康复涉及医学、康复学、护理学、心理学等多个学科领域的知识，对专业复合型人才的需求极为迫切。然而，目前相关专业人才的培养体系尚不完善，导致市场上专业人才匮乏，服务水平参差不齐。为应对这一挑战，应加强相关专业的教育和培训体系建设，鼓励高校和职业院校开设产后康复相关专业，培养更多高素质的专业人才。同时，产后恢复机构也应加强对在职人员的培训和继续教育，不断提升他们的专业技能和服务水平。

市场竞争激烈也是行业发展中不可忽视的问题。随着行业的快速发展，越来越多的企业和个人涌入市场，导致市场竞争日益白热化。部分小型机构为降低成本，在设备、人员资质等方面偷工减料，打起价格战，严重扰乱了市场秩序，影响了行业的整体形象与良性发展。对此，行业协会应加强对市场的监管力度，制定严格的行业标准和规范，加强对机构和从业人员的资质审核与管理，严厉打击不正当竞争行为。同时，产后恢复机构自身也应注重提升服务质量和品牌建设，通过提供优质、个性化的服务，树立良好的品牌形象，提高市场竞争力。

此外，消费者对产后康复服务的信任建立也存在一定困难。由于产后康复服务直接关系到产妇的身心健康，消费者对服务的安全性、有效性要求极高。然而，行业内存在的虚假宣传、不规范操作等现象，使得新进入的品牌或机构在建立消费者信任方面面临较大挑战。为解决这一问题，产后恢复机构应加强自身的诚信建设，规范服务流程和操作标准，确保服务的质量和安全。同时，通过加强与消费者的沟通和互动，积极宣传产后康复知识等方式，提高消费者对产后康复服务的认知和信任度。

四、总结与展望

产后恢复师作为一个充满活力与潜力的职业，在促进产妇身心健康恢复方面发挥着不可替代的重要作用。其广阔的市场需求、良好的发展趋势以及较高的收入水平，都使其成为众多求职者眼中极具吸引力的职业选择。

尽管当前行业面临着专业人才短缺、市场竞争激烈以及消费者信任建立困难等挑战，但随着相关教育和培训体系的不断完善、行业监管力度的持续加强以及机构自身服务质量和品牌建设的重视，这些问题都将逐步得到有效解决。

对于有志于从事产后恢复师职业的人士来说，应积极把握这一难得的发展机遇，通过系统学习专业知识、熟练掌握操作技能、获取相关资质证书以及积累丰富的实践经验，不断提升自身的专业素养和综合能力，为在这一充满前景的领域中取得成功奠定坚实的基础。相信在不久的将来，产后恢复师行业将迎来更加辉煌的发展，为广大产妇提供更加优质、高效的产后恢复服务。

项目二 学科基础

任务一 女性生殖系统的组成与结构探究

任务背景

学习和了解女性生殖系统的组成与结构，有助于产后恢复工作者更好地判断产妇产后身体状况、评估其恢复需求，制订个性化的恢复方案，从而提高产后恢复的效果和质量，保障产妇的身体健康。了解女性乳房结构有利于更好地掌握哺乳技能，顺利实现母乳喂养。

任务目标

知识目标

1. 掌握女性生殖系统的组成；描述内、外生殖器的位置及结构特点；描述乳腺的形态、位置和结构特点。

2. 掌握骨盆的组成、骨性标志；理解骨盆底的层次划分与功能特点，分析其与产后盆底功能障碍的关联。

3. 理解女性生殖器官与邻近器官的关系。

能力目标

1. 能够通过解剖模型、图谱等工具，清晰地辨识女性生殖系统的各个组成部分。

2. 能向产妇及其家属解释女性生殖系统的组成、位置及结构特点。

素质目标

1. 培养严谨、科学的学习态度和职业素养。

2. 认识到女性生殖系统结构的复杂性和重要性，增强对女性健康问题的重视和责任感。

任务内容

女性生殖系统主要由内、外生殖器官组成。外生殖器显露于体表，内生殖器位于真骨盆内，骨盆的结构与形态和分娩密切相关；骨盆底组织承托内生殖器官，协助保持其正常位置；内生殖器官与盆腔内其他器官相邻，相互影响。

一、外生殖器官

外生殖器官指女性生殖器官的外露部分，又称外阴（图 2.1），位于两股内侧间，前为耻骨联合，后为会阴，包括阴阜、大阴唇、小阴唇、阴蒂和阴道前庭。

1. 阴阜　阴阜位于耻骨联合前方，皮下有丰富的脂肪组织，青春期后长有阴毛，起保护作用。

2. 大阴唇　大阴唇为两股内侧的一对隆起的皮肤皱襞，富含皮脂腺和汗腺。外侧面于青春期后有色素沉着和阴毛生长，内侧面皮肤湿润似黏膜。大阴唇皮下富含血管、淋巴管和神经，外伤后易形成血肿，疼痛较重。未婚女性大阴唇自然合拢，婚后由于分娩等原因可能分开。

3. 小阴唇　小阴唇为位于两侧大阴唇内侧的一对薄皮肤皱襞。表面湿润、褐色、无毛，富含神经末梢，非常敏感。

4. 阴蒂　阴蒂位于两侧小阴唇顶端的下方，与男性阴茎同源，由海绵体构成，具有勃起性。阴蒂分为阴蒂头、阴蒂体、阴蒂脚 3 部分，其中阴蒂头暴露于外阴，富含神经末梢，极为敏感。

5. 阴道前庭　为两侧小阴唇之间的菱形区域，前为阴蒂，后为阴唇系带。阴道前庭的前部有尿道外口，后部有阴道口，其周缘覆有一层薄膜，称处女膜。处女膜多在中央有一不同形状、不同大小的孔。处女膜可因性交撕裂或因其他损伤破裂，分娩时进一步损伤于产后仅留有处女膜痕。在阴道前庭内还有一对腺体，叫前庭大腺。前庭大腺位于大阴唇后部，如黄豆大小，左右各一。前庭大腺于性兴奋时分泌黏液，通过细长的腺管开口于小阴唇与处女膜之间的沟内，起润滑作用。

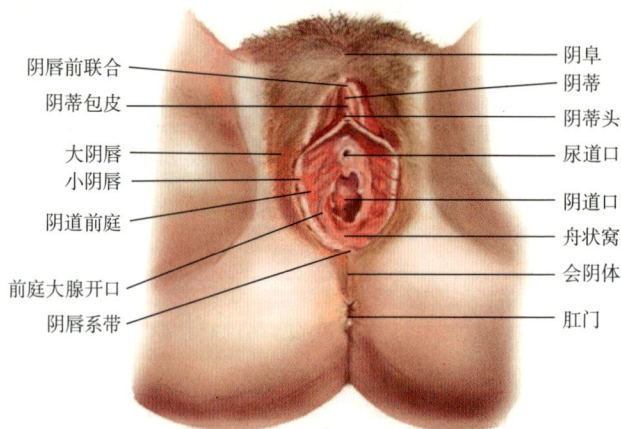

图 2.1　女性外生殖器

二、内生殖器官

女性内生殖器位于真骨盆内，包括阴道、子宫、输卵管和卵巢，后两者合称为子宫附件（图2.2）。

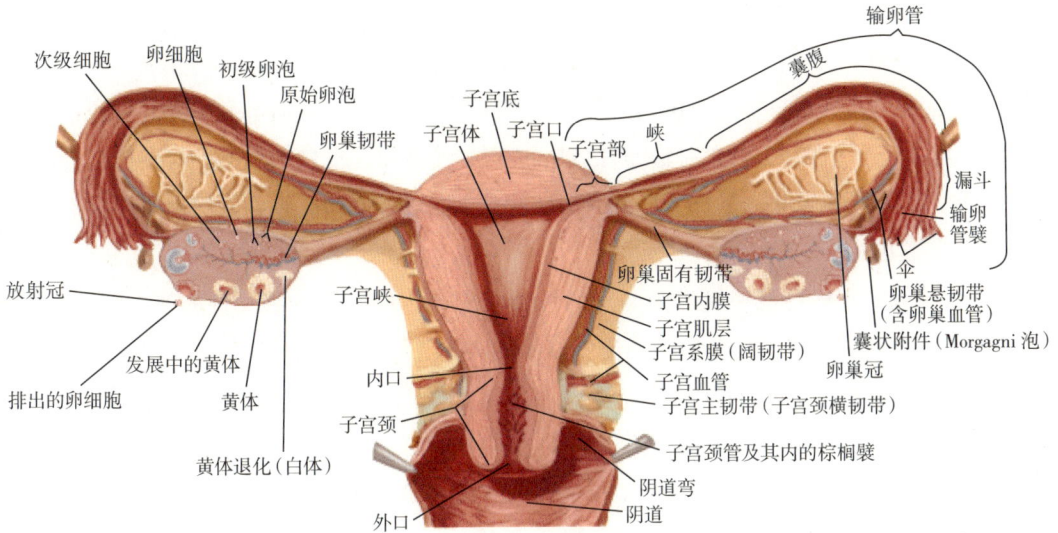

图 2.2　女性内生殖器

1. 阴道　阴道是性交器官，也是月经血排出及胎儿娩出的通道。

阴道为一位于真骨盆下部中央的上宽下窄的肌性管道，前与膀胱和尿道相邻；后与直肠贴近。阴道下端开口于阴道前庭后部，上端包绕子宫颈阴道部，子宫颈与阴道间的圆周状隐窝，称为阴道穹隆。按其位置分为前、后、左、右4部分，其中后穹隆最深，与盆腔最低的直肠子宫陷凹紧密相邻，临床上可经此穿刺、引流或作为手术入路。

阴道壁自内向外由黏膜、肌层和纤维组织膜构成。黏膜层于青春期后受雌激素影响增厚，有许多横行皱襞，有较大伸展性。

2. 子宫　子宫是孕育胚胎、胎儿和产生月经的肌性器官，其形状、大小、位置与结构随年龄不同而异，并因月经周期和妊娠的影响而发生改变。

子宫位于盆腔中央，前为膀胱，后邻直肠，两侧有输卵管和卵巢，下端接阴道。成人子宫略呈前倾前屈位，子宫颈外口位于坐骨棘水平稍上方。子宫的正常位置依靠子宫韧带及骨盆底肌和筋膜的支托，任何原因引起的盆底组织结构破坏或功能障碍均可导致子宫脱垂。

子宫呈倒置的梨形，成年非孕子宫长约7~8 cm，宽4~5 cm，厚2~3 cm，重约50~60 g，容量约5 mL。其上部较宽，为子宫体，顶部为子宫底，子宫底两侧为子宫角。子宫下部较窄呈圆柱状称为子宫颈。子宫体腔为倒置的三角形，两侧与输卵管相通，尖端朝下接子宫颈管。子宫体与子宫颈之间最为狭窄部分，称为子宫峡部。子宫峡部于妊娠期逐渐伸展拉长形成子宫下段，是剖宫产术常用切口部位。宫颈管呈梭形，其下端通过宫颈外口与阴道相通。未产妇的子宫颈外口呈圆形；经产妇受阴道分娩影响形成横裂。

子宫壁有3层，由外向内依次为浆膜层、肌层和黏膜层。浆膜层覆盖子宫体及底部，与盆腔腹膜延续；肌层厚，具有良好的收缩性；黏膜层即子宫内膜，受激素影响发生周期性增生、脱落变化产生月经。

3. 输卵管　　输卵管是一对细长而弯曲的肌性管道，其内侧与子宫角相通，外端游离呈伞状，与卵巢邻近。输卵管由内向外分别为间质部、峡部、壶腹部和伞部。管腔最窄的间质部潜行于子宫壁内；峡部是输卵管结扎的部位；壶腹部是受精的场所；伞部开口于腹腔，卵巢排出的卵子由此进入输卵管，此为输卵管的"拾卵"功能。输卵管壁由浆膜层、平滑肌层和黏膜层构成。

4. 卵巢　　卵巢是一对扁椭圆形的性腺，能产生卵子和分泌女性激素（图2.3）。卵巢通过韧带与子宫角和骨盆壁相连。卵巢的大小、形状随年龄大小而有差异。青春期前卵巢表面光滑；青春期开始排卵后，表面逐渐凹凸不平，育龄期卵巢最大，大小约4 cm×3 cm×1 cm，重约5~6 g；绝经后卵巢逐渐萎缩变小变硬，妇科检查时不易触到。卵巢表面无腹膜，由生发上皮覆盖，上皮深面为卵巢白膜。再往内为卵巢皮质和髓质，皮质在周边，含处于不同发育阶段的卵泡，髓质在中心，含疏松结缔组织、血管、淋巴管和神经等。

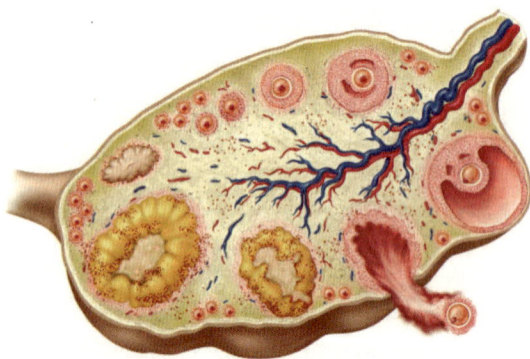

图 2.3　卵巢剖面图

三、骨盆及骨盆底

1. 骨盆　　女性骨盆是躯干和下肢之间的骨性连接，是支持躯干和保护盆腔脏器的重要器官，同时又是胎儿娩出时必经的骨性产道。其大小、形状直接影响分娩过程。通常女性骨盆较男性骨盆宽而浅，有利于胎儿娩出。

骨盆由骶骨、尾骨及左右两块髋骨组成。每块髋骨又由髂骨、坐骨和耻骨融合而成（图2.4）。骨盆的关节包括左右两耻骨间的耻骨联合、骶骨与髂骨之间的左右骶髂关节以及骶、尾骨间的骶尾关节。在妊娠期耻骨联合和骶尾关节受激素影响有一定活动度，有利于分娩；连接骨盆各部之间的韧带也受激素影响变得松弛，有利于分娩。

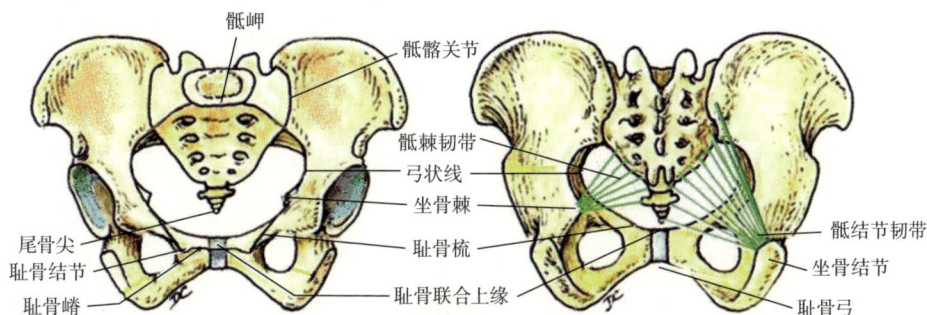

图 2.4　骨盆结构图

2. 骨盆底　　由封闭骨盆出口的多层肌肉和筋膜构成，有尿道、阴道和肛管通过。除了承托并保持盆腔脏器（如内生殖器、膀胱及直肠等）于正常位置，还能控制排尿、排便及收缩阴道。若骨盆底结构和功能出现异常，可导致盆腔脏器膨出、脱垂或引起功能障碍；分娩常不同程度地损伤骨盆底组织而影响其功能。

骨盆底分外、中、内 3 层（图 2.5），外层由会阴浅筋膜和肛门外括约肌、球海绵体肌、会阴深横肌、会阴浅横肌等组成，球海绵体肌收缩能紧缩阴道，肛门外括约肌控制排便，外层肌肉的肌腱汇合于阴道口与肛门之间，形成中心腱。中层为泌尿生殖膈，由上、下两层坚韧的筋膜及其间的一对会阴深横肌和尿道括约肌组成，其中有尿道和阴道穿过，尿道括约肌控制排尿，盆底受损时可致压力性尿失禁。内层是骨盆底最坚韧的一层，由肛提肌及其内、外面的筋膜组成。在骨盆底肌肉中，肛提肌起最重要的支持作用。肛提肌在分娩时的收缩协助胎儿、胎盘的娩出。

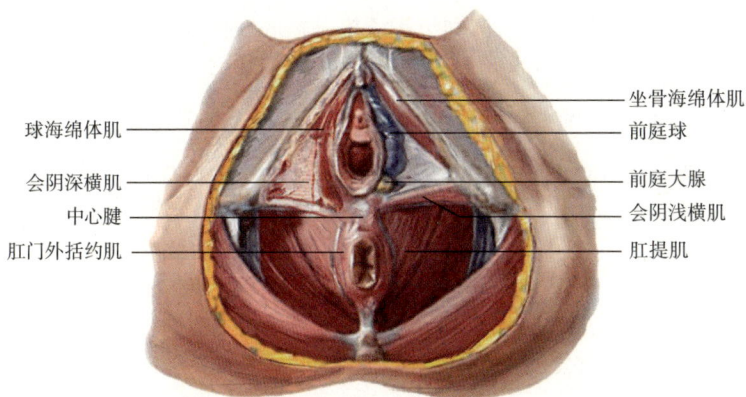

图 2.5　女性骨盆底

阴道口与肛门之间的软组织被称为会阴，自外向内逐渐变窄，由表及里分别为皮肤、皮下脂肪、筋膜、部分肛提肌和会阴中心腱。会阴中心腱由部分肛提肌及其筋膜和会阴浅横肌、会阴深横肌、球海绵体肌及肛门外括约肌的肌腱共同交织而成。会阴伸展性大，妊娠后期会阴组织变软，有利于分娩，但分娩时仍需注意保护，避免裂伤。

四、邻近器官

女性生殖器官与尿道、膀胱、输尿管、直肠及阑尾相邻（图 2.6）。当女性生殖器官出现病变时，常会累及邻近器官。

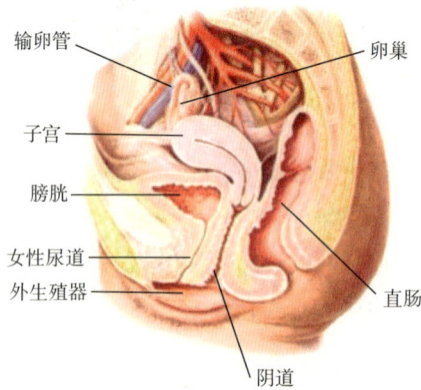

图 2.6　女性生殖器官的邻近器官

1. 尿道　尿道起自膀胱底的尿道内口，经阴道前方下降，穿过尿生殖膈，终于阴道前庭的尿道外口。女性尿道短而直，又紧邻阴道，易引起泌尿系感染。肛提肌及盆筋膜对尿道有支持作用，在腹压增加时提供抵抗使尿道闭合，如发生损伤可出现压力性尿失禁。

2. 膀胱　膀胱位于耻骨联合后方，为一储尿器官。排空的膀胱位于耻骨联合和子宫之间，膀胱充盈时可突向盆腔甚至腹腔，妊娠期膀胱受增大子宫的压迫而储尿量减少。膀胱底部与子宫颈及阴道前壁相邻，其间组织疏松，盆底肌肉及其筋膜受损时，膀胱与尿道可随子宫颈及阴道前壁一并脱出。

3. 输尿管　输尿管左右各一，起自肾盂，在腹膜后沿腰大肌下行，在骨盆入口跨过髂总动脉分叉处进入骨盆腔，在膀胱底斜穿膀胱壁，开口于膀胱内面的输尿管口。输尿管有三处狭窄，分别在输尿管起始处、跨过髂总动脉分叉处（左）和髂外动脉起始处（右）、斜穿膀胱壁处，肾和输尿管结石易滞留在这些狭窄处。

4. 直肠　直肠位于盆腔后部，其上端与乙状结肠相接，向下穿过盆膈，下端与肛管相连。前为子宫及阴道，后为骶骨。肛管长 2~3 cm，借会阴体与阴道下段分开，阴道分娩时应保护会阴，避免损伤肛管。肛管周围有肛门括约肌及肛提肌。直肠前壁与阴道后壁相邻，盆底肌肉与筋膜受损时，常与阴道后壁一并膨出。

五、女性乳房

乳房是哺乳动物特有的结构，女性乳房于青春期后开始发育生长。妊娠和哺乳期，乳腺生理性增生，乳房明显增大。停止哺乳后，乳房内腺体萎缩、变小。

1. 位置及形态 乳房位于胸前第 2~6 肋骨之间、胸大肌和胸肌筋膜的表面，内缘近胸骨旁，外缘达腋前线。乳房的形态受遗传、年龄、妊娠、哺乳、体重变化等因素影响而不同，多呈半球形、圆锥形或水滴形。哺乳期乳房体积增大，皮肤变薄、血管显露，可能向外下方扩展，出现下垂或不对称。

2. 外部结构

（1）乳头：位于乳房中央，直径 0.8~1.5 cm，表面有 15~20 个输乳管开口，哺乳期通过乳头排出乳汁（图 2.7）。乳头的皮肤较薄，富有色素，富含感觉神经末梢。乳头受刺激时会延伸并变得更加紧实，更易于被婴儿含入嘴中形成有效吸吮。

（2）乳晕：是乳头周围环形色素沉着区，直径 3~5 cm。妊娠期乳晕增大色素加深。乳晕内有皮脂腺即蒙哥马利腺，激素影响皮脂腺而肥大形成蒙氏结节。皮脂腺能分泌油脂，润滑、保护乳头，防止哺乳期皲裂。

乳晕下的皮下脂肪很少，下面的导管表面很容易被压缩。为了实现有效的含接，哺乳时，应该让婴儿用嘴含住大部分的乳晕组织，这时婴儿的舌头可以将大量的乳房组织压在上颚，有利于乳汁的排出。

3. 内部结构 乳房内部主要由乳腺腺体、乳腺导管、纤维结缔组织和脂肪组织构成（图 2.7）。其间有血管、神经和淋巴管分布。乳腺腺体是乳房的基本结构，结缔组织对乳房起支撑作用，脂肪好似乳腺的填充剂。随着女性年龄及生育状况的变化，3 种组织的比例也随之而变化，由此导致乳房外形的变化。

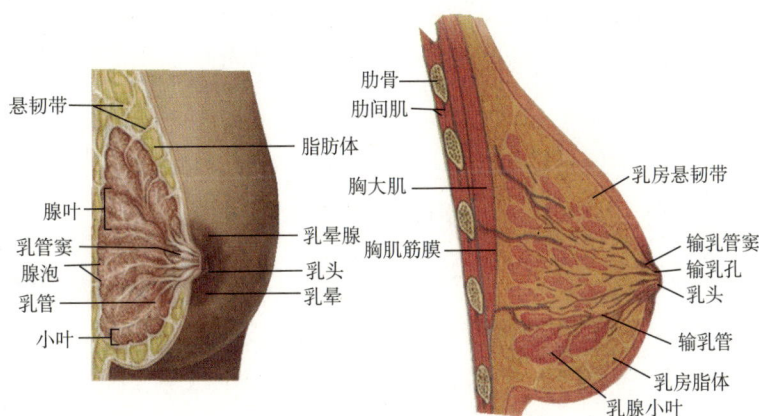

图 2.7 成年女性乳房结构

（1）乳腺腺体及乳腺导管：乳腺腺体由15~20个腺叶组成（图2.8），每一腺叶分成若干个乳腺小叶，每一乳腺小叶又由10~100个腺泡组成。腺泡紧密地排列在小乳管周围，它的开口与小乳管相连。许多小乳管汇集成小叶间乳管，多个小叶间乳管汇集成一根整个腺叶的乳腺导管，又名输乳管。输乳管共15~20根，以乳头为中心呈放射状排列，汇集于乳晕，开口处在乳头，称为输乳孔。

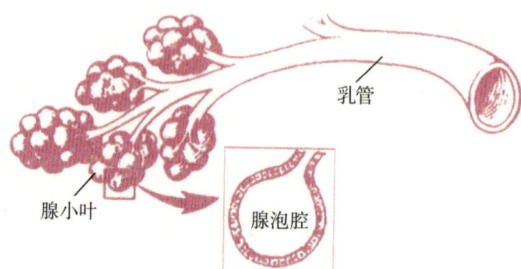

图2.8　乳腺腺叶结构

一个乳房的腺叶数目是固定不变的，但乳腺小叶的数目和大小有个体差异。乳腺小叶为乳腺的基本单位，腺泡是分泌乳汁的结构，乳汁通过各级腺管输送排出。

（2）脂肪组织：呈囊状填充于乳房绝大多数区域。位于乳腺小叶之间、乳管之间以及皮下的囊状脂肪组织即脂肪囊，其厚薄因年龄、妊娠等因素而不同。脂肪组织的多少是决定乳房大小的重要因素之一。

（3）结缔组织：对乳腺组织、脂肪组织等进行包裹，主要对乳房起支撑作用。浅表结缔组织在皮下和腺体之间，包裹着乳腺组织而且还向乳腺组织深入，在乳腺小叶间垂直行走，形成网状的纤维组织束，称为乳腺悬韧带（Cooper韧带），可使乳房既有一定的活动度，在直立时又不至于明显下垂，并使乳房保持一定的弹性、硬度和外形。

无论乳房大小，女性都具有哺乳能力，脂肪组织不影响乳汁的生成和运输，而腺体组织的多少对乳汁的影响很大，结缔组织则维持乳房的位置和形态。

📖 知识拓展

剖宫产术式

剖宫产是一种通过腹部和子宫切口分娩胎儿的手术，根据切口位置和手术方式，主要分为以下几种式式。

1.子宫下段剖宫产（横切口）：其腹部切口通常为横切口（耻骨联合上方约3 cm处），子宫切口位于子宫下段。其特点为切口较小，愈合较好，瘢痕不明显；出血少，术后疼痛较轻。适用于大多数剖宫产病例。现代剖宫产以子宫下段横切口为主，兼顾安全与美观。

2.古典式剖宫产（纵切口）：其腹部切口为纵切口（从脐下至耻骨联合），子宫切口为纵切口。其特点为切口较大,视野开阔,便于处理复杂情况。适用于胎位异常、胎儿过大、多胎妊娠或需要同时进行其他手术的情况。

3. 腹膜外剖宫产:其切口位置与子宫下段剖宫产类似,但手术过程中不进入腹膜腔,直接切开膀胱腹膜反折,暴露子宫下段,减少腹腔感染风险。但因其操作复杂,耗时长,易损伤膀胱和输尿管,临床少用,主要用于疑似宫内感染病例。

任务二 女性生殖系统的生理功能探究

📖 任务背景

女性生殖系统的功能主要是繁衍后代、形成并维持第二性征、参与代谢等。而乳房作为女性的第二性征之一，能分泌乳汁，为婴儿提供营养。学习女性生殖系统功能有助于更好地掌握产后恢复的相关知识及技能；了解乳房功能有助于更好地掌握哺乳技能，帮助产妇顺利地实现母乳喂养。

📖 任务目标

知识目标

1.简述卵巢的功能。

2.掌握子宫内膜的周期性变化。

3.理解乳汁产生机制。

能力目标

1.能够推算排卵期。

2.能够辨别月经正常与否。

3.能够向产妇及其家属解释乳汁产生机制及影响因素。

素质目标

1.培养严谨、科学的学习态度和职业素养。

2.关爱女性身心健康。

📖 任务内容

女性阴道是女性的性交器官，也是经血排出、胎儿娩出的通道；子宫是产生经血及孕育胎儿的场所；输卵管具有拾卵功能，是受精场所，还能将受精卵输送到子宫腔；卵巢具有生殖和内分泌功能；乳房的主要功能是分泌乳汁。本次任务主要学习卵巢、子宫和乳房的生理功能。

一、卵巢功能及卵巢周期性变化

卵巢是女性的性腺，其主要功能为产生卵子并排卵和分泌女性激素，分别称为卵巢的生殖功能和内分泌功能。

（一）卵巢的周期性变化

从青春期开始到绝经前，卵巢在形态和功能上发生周期性变化，称为卵巢周期。新生儿出生时卵巢内约有 200 万个卵泡，至青春期只剩下约 30 万个；女性一生中仅 400~500个卵泡发育成熟并排卵，其余卵泡发育到一定程度即自行退化，称卵泡闭锁。

进入青春期后，卵泡由自主发育推进至发育成熟的过程依赖于促性腺激素的刺激。生育期每一个月经周期一般有 3~11 个卵泡发育，经过募集、选择，一般只有 1 个优势卵泡达到完全成熟，称成熟卵泡，其直径可达 18~23 mm。卵泡在发育成熟的过程中逐渐移向卵巢表面并向外突出，最后破裂，出现排卵（图 2.9）。排卵多发生在下次月经来潮之前14 天左右，卵子可由两侧卵巢轮流排出，也可由一侧卵巢连续排出。

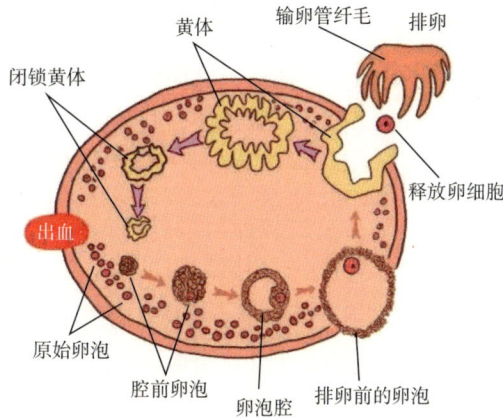

图 2.9　卵巢周期性变化

排卵后卵泡液流出，卵泡壁塌陷，黄体形成。排卵后 7~8 天黄体体积和功能达到高峰。若排出的卵子受精，则黄体转变为妊娠黄体，至妊娠 3 个月末退化。若卵子未受精，排卵后 9~10 天黄体开始萎缩，功能逐渐衰退，排卵后 14 天月经来潮。此时卵巢中又有新的卵泡发育，开始新的周期。

（二）卵巢的内分泌功能

卵巢在排卵前由卵泡合成并分泌雌激素，排卵后由黄体细胞产生雌激素和孕激素。此外，卵巢还产生少量雄激素，三者均属于甾体激素。

1. 雌激素的生理功能

（1）对生殖系统的作用：促进和维持子宫发育，增加子宫平滑肌对缩宫素的敏感性；促进子宫内膜增生和修复；使子宫颈口松弛，宫颈黏液分泌增加、性状变稀薄，利于精子穿透；促进输卵管上皮细胞的分泌活动，增强输卵管节律性收缩的振幅；促进阴道上皮细胞的增生、角化，细胞内糖原增加，阴道酸度增加，利于阴道防御作用，此为阴道自净作用。

（2）对第二性征的作用：促进乳房发育，促进乳腺管增生，乳头、乳晕着色；促进其他第二性征发育，包括使脂肪和毛发分布具有女性特征、音调尖细、骨盆宽大等。

（3）代谢作用：促进水钠潴留；促进肝脏高密度脂蛋白合成，抑制低密度脂蛋白合成，降低血液中胆固醇水平；维持和促进骨基质代谢。

（4）调节作用：通过对下丘脑和垂体的正负反馈调节，调节生殖周期。

2. 孕激素的生理功能

（1）对生殖系统的作用：使增殖期子宫内膜转化为分泌期内膜，为受精卵着床做准备；可降低子宫平滑肌兴奋性及其对缩宫素的敏感性，从而抑制子宫收缩，有利于受精卵与胎儿在子宫腔内生长发育；使子宫颈口闭合，黏液变黏稠，阻止精子及微生物进入；抑制输卵管节律性收缩的振幅；促进阴道上皮细胞脱落。

（2）对乳腺的作用：促进乳腺腺泡发育。

（3）代谢作用：促进体内水与钠的排泄。

（4）调节作用：通过对下丘脑、垂体的负反馈调节，调节生殖周期；兴奋体温调节中枢，使排卵后基础体温升高 0.3~0.5 ℃，其可作为判断是否排卵、排卵日期及黄体功能的标志之一。

3. 雄激素的生理功能

（1）对生殖系统的作用：促使阴蒂、阴唇和阴阜的发育，促进阴毛、腋毛的生长；雄激素过多会对雌激素产生拮抗作用，可减缓子宫及其内膜的生长和增殖，抑制阴道上皮的增生和角化；长期使用雄激素，可出现男性化表现；此外，雄激素还与性欲有关。

（2）代谢作用：促进蛋白合成和肌肉生长，刺激骨髓中红细胞的增生；在性成熟期，促使长骨骨基质生长和钙的沉积；性成熟后可导致骨髓的关闭，使生长停止；促使水、钠的重吸收并保留钙。

二、子宫内膜的周期性变化

卵巢激素的周期性变化使女性生殖器官发生一系列的周期性变化，其中子宫内膜的变化最为显著（图 2.10）。现以一个正常月经周期 28 天为例，将子宫内膜的周期性变化分期说明如下。

1. 月经期　　月经期为月经周期的第 1~4 天。由于排出的卵未受精，月经黄体退化，孕激素和雌激素的分泌量急剧减少，子宫内膜螺旋小动脉收缩，引起内膜功能层缺血、缺氧，组织变性坏死。坏死的内膜脱落，与血液一起经阴道排出体外，形成月经。

2. 增殖期　　增殖期为月经周期的第 5~14 天，对应于卵巢周期中的卵泡期。此期内，随着卵泡发育，雌激素的分泌量逐渐增多。在雌激素的作用下，脱落的子宫内膜由基底层增生修复，表现为内膜表面上皮、腺体、间质、血管均呈增殖性变化。子宫内膜从 1 mm

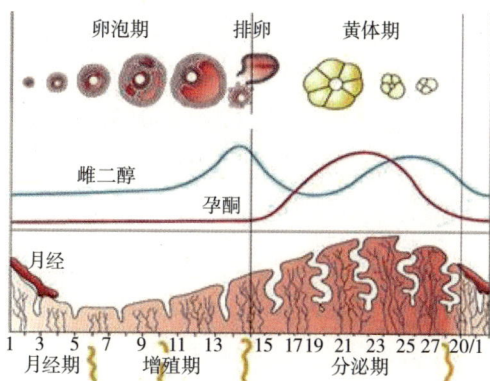

图 2.10　子宫内膜周期性变化与卵巢周期性变化的关系

增至 3~5 mm。到此期末，卵泡发育成熟并排卵。

3. 分泌期　　分泌期为月经周期的第 15~28 天，与卵巢周期中的黄体期对应。排卵后，卵巢内黄体形成并分泌雌激素、孕激素，使子宫膜在增殖期的基础上继续增厚，血管迅速增加、更加弯曲，间质疏松、水肿，腺腔增大，腺细胞分泌功能逐渐旺盛，能分泌糖原，为孕卵着床做准备。若卵子已受精，内膜继续增厚形成蜕膜；若卵子未受精，黄体退化，孕激素和雌激素水平下降，内膜转入月经期。

三、月经及其临床表现

1. 月经　　月经是指伴随卵巢周期性变化而出现的子宫内膜周期性脱落及出血。规律月经的出现是生殖功能成熟的重要标志。第一次月经称为初潮。月经初潮年龄多在 13~14 岁，但可能早在 11 岁或迟至 15 岁。初潮在 10 岁前为性早熟的表现，15 岁以后月经仍未来潮应当引起临床重视，排查原因。月经初潮早晚主要受遗传因素影响，其他因素如营养、体重等亦起着重要作用。

2. 正常月经的临床表现

（1）月经周期：正常月经具有周期性。出血第 1 天为月经周期的开始，两次月经第 1 天的间隔时间，称月经周期。一般为 21~35 天，平均 28 天。

（2）经期：每次月经的持续时间，称经期，一般为 2~8 天，平均 4~6 天。

（3）经量：每次月经的总失血量，称为经量，正常为 20~60 mL，超过 80 mL 为月经过多。

（4）月经期表现：月经属生理现象，多数女性无特殊不适，但由于盆腔充血及前列腺素的作用，部分女性可出现下腹及腰骶部下坠不适或子宫收缩痛，并可出现恶心、呕吐、腹泻等胃肠功能紊乱症状。少数女性可有头痛及轻度神经系统不稳定症状（失眠、精神忧郁、易于激动等）。

3. 月经期保健　　认识月经是一种生理现象，解除不必要的思想顾虑；保持外阴清洁，勤换卫生垫和内裤；避免淋雨、冷水浴、盆浴、游泳、性生活；注意劳逸结合，加强营养和保持大小便的通畅；经期可照常工作，但不宜参加剧烈运动和重体力劳动。

四、女性乳房的生理功能

（一）女性一生乳房的变化

1. 胚胎期、胎儿期　　第 5 周左右，乳腺组织开始发育，沿胚胎腹侧的"乳线"（乳腺嵴）形成乳腺始基。第 5 个月，原始乳腺导管系统初步形成，乳头凹陷形成，出生前退化仅保留主要乳导管。

2. 新生儿期（出生后 4 周内）　　受母体雌激素、孕激素影响，部分新生儿（男女均可）可能出现短暂乳房肿胀，甚至少量乳汁分泌，通常在数周内消退。

3. 儿童期（出生后 4 周~12 岁）　　出生后至青春期前，乳腺基本处于静止状态，仅保留少量乳管结构，无腺泡发育，男女乳房外观差异小。

4. 青春期（10~18 岁）

启动阶段（10~14 岁）：卵巢分泌雌激素刺激乳管分支增生，脂肪组织沉积，乳房隆起，乳晕扩大并色素沉着。

发育完成（15~18 岁）：孕激素协同作用促进腺泡雏形形成，乳房呈半球形，但功能尚未成熟。乳房发育速度、大小受遗传、营养、激素水平影响显著而存在个体差异。

5. 性成熟期（育龄期）

月经周期影响：排卵后（黄体期），孕激素升高，腺泡短暂增生，部分女性出现乳房胀痛。月经期，激素撤退，腺体萎缩，胀痛缓解。

妊娠期：雌激素、孕酮、胎盘生乳素协同作用，乳腺管进一步分支，腺泡大量增生，乳房显著增大。孕晚期开始分泌初乳，但高水平雌激素和孕激素抑制大量泌乳，此期为泌乳一期。

哺乳期：产后第 2~5 天开始，雌激素骤降，催乳素水平升高，乳汁分泌开始增加，此阶段称为泌乳二期。产后 8~10 天开始，进入泌乳三期，此时乳腺的分泌由频繁的乳汁排出、婴儿吸吮或挤奶来维持，标志着成熟乳汁分泌的建立和维持。断奶后，腺泡萎缩退化，乳房体积缩小，可能松弛下垂。

6. 绝经期及老年期

绝经后（约 50 岁后）：卵巢功能衰退，雌激素水平下降，腺体组织逐渐萎缩，乳管退化。结缔组织弹性减弱，脂肪比例相对增加，但乳房整体体积缩小，下垂明显。

老年期：乳腺基本被脂肪和纤维组织替代，乳房松弛扁平，乳腺疾病风险模式改变（如乳腺癌风险随年龄增长而增大）。

（二）激素对泌乳的调节

乳房的发育与成熟、乳汁的产生与排出以及母体生理等其他方面，主要受体内激素变化的影响，其中作用比较明显的主要是雌激素、孕激素、缩宫素和泌乳素。

雌激素在卵巢、肾上腺和胎盘中产生。它影响女性第二性征的发育，例如独特的女性骨盆、身体轮廓和乳腺。在乳房中，这种激素会导致乳腺导管和导管之间的结缔组织生长。

孕激素在卵巢和胎盘中产生。孕激素与雌激素一起维护和维持生殖道及月经周期。孕激素对维持妊娠至关重要，并有助于乳房中乳汁分泌细胞的发育。在孕期，孕激素有抑制泌乳素的作用。分娩后胎盘滞留或胎盘残留及其伴随的孕激素可影响二期乳汁的生成。

泌乳素在胎盘和脑腺垂体中产生，泌乳素水平在妊娠期间增加10~20倍，刺激乳房的腺泡生长。妊娠期高水平的雌激素和孕激素可抑制泌乳，但仍然有许多女性（尤其是多产女性）在妊娠中期或妊娠晚期便开始分泌少量初乳。当胎盘娩出后，产妇血中雌激素、孕激素、胎盘生乳素急剧下降，解除对下丘脑、垂体的抑制，在泌乳素作用下，乳汁开始分泌。婴儿每次吸吮乳头时，来自乳头的感觉信号传到下丘脑，抑制其泌乳素抑制因子生成，使腺垂体泌乳素呈脉冲式释放，促进乳汁分泌（图2.11）。吸吮刺激还可通过下丘脑传到神经垂体并释放缩宫素，然后通过血液输送到乳房。泌乳素使泌乳细胞周围的肌肉层或肌上皮细胞收缩，从而使乳汁排出，这种反射称为喷乳反射（图2.12）。泌乳素可以作为一种天然镇静剂，促进母亲休息及对婴儿的渴望。这种生理反应刺激母亲与婴儿间的积极互动。因此，通常认为泌乳素会诱导母体行为。在出生的最初阶段每1~3小时至少哺喂一次，按需哺喂，只要婴儿需要，就应给予哺喂。吸吮密集有助于母亲体内保持较高水平的泌乳素，从而增加乳房泌乳。

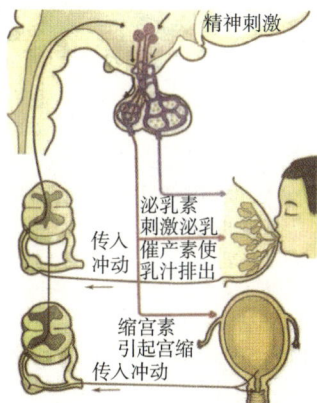

图2.11　乳汁产生机制

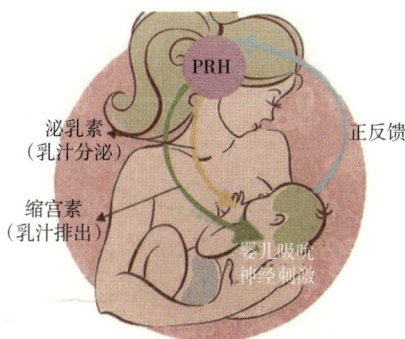

图2.12　喷乳反射

乳腺增生

乳腺增生是指乳腺上皮和纤维组织增生，乳腺组织导管和乳小叶在结构上的退行性病变及进行性结缔组织的生长。乳腺增生多发于中年妇女，常表现为乳房疼痛和乳腺结节。乳房疼痛通常在月经前加重，月经后缓解。

乳腺增生的发生可能与以下因素有关：雌激素水平升高孕酮减少、不良生活习惯、情绪压力、年龄大于 35 岁的未生育女性、无母乳喂养史的女性、穿戴不合适的内衣、长期摄入过多脂肪等。

乳腺增生的防治建议如下：乳房疼痛轻者，可调整好生活节奏，避免和减少精神、心理紧张因素，保持心情舒畅；掌握乳房自我检查方法，养成每月 1 次的乳房自查习惯；积极参加乳腺癌筛查或每年 1 次乳腺体检。在检查中如发现异常或与以往不同体征时应及时就诊。乳房疼痛严重者推荐中医药治疗，定期复查。

任务三　妊娠期母体变化探究

📖 任务背景

妊娠是指卵子受精后胚胎及胎儿在母体内生长发育成长的全过程。在妊娠激素的参与和神经内分泌影响下，孕妇全身各系统发生一系列生理变化以适应胎儿生长发育所需并为分娩做好准备。孕妇会出现与非孕期不同的表现，或表现为不同程度不适，甚至出现妊娠合并症或并发症。

📖 任务目标

知识目标

1. 掌握妊娠期母体的生理变化。

2. 了解妊娠期常见症状。

能力目标

1. 能指导孕妇了解妊娠期的自我身体变化。

2. 能指导孕妇识别妊娠期出现的症状。

素质目标

1. 树立尊重孕妇、关爱孕妇健康的职业精神。

2. 富有爱心、细心、耐心，具有职业责任感。

📖 任务内容

一、妊娠分期

临床妊娠以末次月经的第 1 天（即 LMP）开始计算，共约 280 天（即 40 周，10 个妊娠月）。临床上常将妊娠期分为 3 个时期：从末次月经来潮的第 1 天算起，妊娠第 13 周末以前称为早期妊娠；妊娠第 14~27 周末以前称为中期妊娠；从妊娠第 28 周及以后称为晚期妊娠。

二、妊娠期母体生理变化及注意事项

妊娠期，由于体内激素作用、精神状态、心理因素等原因，孕妇的身体结构与功能会

发生不同的变化。不同妊娠时期的变化以及应特别注意的事项见表 2.1。

表 2.1　妊娠期母体生理变化及注意事项

妊娠分期	妊娠时间	主要生理变化	注意事项
妊娠早期	1 个月	无明显变化	1. 避免接触有毒有害物质； 2. 慎用药物； 3. 改变不良生活方式，禁烟、酒； 4. 避免高强度的工作、高噪声环境； 5. 避免性生活； 6. 呕吐重者少食多餐保证碳水摄入； 7. 补充叶酸
	2 个月	停经；尿频；早孕反应；乳房胀痛；子宫增大变软	
	3 个月	子宫底在耻骨联合上 2~3 横指；尿频消失	
妊娠中期	4 个月	早孕反应消失，下腹部轻微隆起，开始感觉到胎动	1. 明确定期产检的意义； 2. 适量增加奶、鱼、禽、蛋、瘦肉摄入，常吃富含铁的食物，补充钙； 3. 禁烟、酒； 4. 适度运动，维持体重适度增长
	5 个月	下腹部膨隆，胎动明显	
	6 个月	偶有乳汁分泌，体重增加	
	7 个月	腹部增大，脐上部膨隆明显	
妊娠晚期	8 个月	自感身体沉重，经常腰背部及下肢酸痛	1. 注意胎动，如发生胎动异常或消失，立即就医检查； 2. 注意休息时适当抬高下肢，睡眠或休息时取左侧卧位； 3. 学习母乳喂养、新生儿护理技能； 4. 学习分娩相关知识
	9 个月	阴道分泌物增多，偶有宫缩	
	10 个月	胎头先露入盆，孕妇胸腹部受挤压症状缓解，食欲增加	

三、妊娠期常见症状及处理

随着妊娠期母体变化，孕妇可出现各种与妊娠相关的症状，治疗原则主要是对症处理。

1. 消化系统症状　半数左右妇女出现早孕反应，多于 12 周左右消失。在此期间应避免长时间空腹，清晨起床时宜缓慢；每天可少量多餐，两餐之间进食液体；宜摄入清淡、蛋白质丰富及纤维素含量高的食物，如蔬菜、水果、蛋类、鱼类等；多给予孕妇精神鼓励和支持，以减少心理的困扰和焦虑。可以口服维生素 B_6 10~20 mg/ 次，每日 3 次。若妊娠 12 周以后仍继续呕吐或加重，应及时就医。

2. 贫血　妊娠中晚期，孕妇对铁的需求量增加，除增加含铁食物的摄入外，如动物肝脏、瘦肉、蛋黄、豆类等，可适量补充铁剂。如血清铁蛋白 <30 μg/L，应补充元素铁 60 mg/d；诊断明确的缺铁性贫血孕妇，应补充元素铁 100~200 mg/d。服用铁剂时，宜在餐后 20 min，可用温水或水果汁送服，以促进铁的吸收，减轻对胃肠道的刺激。服用铁剂后粪便可能会变黑，或可能导致便秘、轻度腹泻，不必担心。

3. 便秘　妊娠期间肠蠕动及肠张力减弱，加之孕妇运动量减少，容易发生便秘。应养成每日按时排便的良好习惯，多饮水，适当运动，并多吃纤维素含量高的新鲜蔬菜和水果，必要时使用纤维素、缓泻剂，慎用开塞露。

4. 痔疮　　痔疮在妊娠晚期和产后较常见，30%~40%的孕产妇患有痔疮。因增大的妊娠子宫压迫和腹压增高，使痔静脉回流受阻和压力增高导致痔静脉曲张。孕产妇应多吃水果蔬菜、补充充足的水分和少食辛辣食物，情况严重时可以在医生指导下服用缓泻剂等。

5. 下肢水肿　　妊娠晚期孕妇易发生下肢水肿，多在脚踝部及小腿下半部位，休息后可消退，属正常。嘱孕妇取左侧卧位，缓解右旋增大的子宫对下腔静脉的压迫，稍垫高下肢，以增加静脉回流；避免长时间站立或坐姿，可适当减少孕妇对盐的摄入。若下肢明显凹陷性水肿或经休息后不消退者，应及时就医，警惕妊娠期高血压疾病或肾脏疾病的发生。

6. 下肢、外阴静脉曲张　　妊娠晚期，增大的子宫压迫下腔静脉，股静脉压力增高，导致部分孕妇出现静脉曲张。孕妇应避免长时间站立或行走，常抬高下肢，指导孕妇穿有压力梯度、透气的弹力袜，以促进血液回流；外阴部有静脉曲张者，夜间可于臀下垫枕，抬高髋部休息。

7. 下肢肌肉痉挛　　孕期下肢肌肉痉挛可能与缺钙有关。痉挛疼痛明显，尽管不会导致持续性损害，但通常在晚上孕妇会被突然袭来的疼痛惊醒，严重影响生活质量。当下肢肌肉痉挛疼痛明显时，下地行走、拉伸腓肠肌（勾脚尖）、抖腿后抬高腿部、伸展和按摩痉挛的肌肉会缓解症状。同时应补充钙剂600~1500 mg/d。

8. 腰背痛　　妊娠期间由于关节韧带松弛，增大的子宫向前突使躯体重心后移，腰椎向前突使背伸肌处于持续紧张状态，常出现轻微腰背痛。孕妇应穿低跟的软底鞋，在俯拾或抬举物品时，保持上身直立，弯曲膝部，用两下肢的力量抬起。妊娠期间应根据相关法律规定及时、适当调整工作强度。疼痛严重者，必须卧床休息（硬床垫），局部热敷或就医诊治。

9. 仰卧位低血压综合征　　妊娠晚期孕妇若长时间仰卧位，由于增大的子宫向后压迫下腔静脉，使回心血量及心输出量减少，出现面色苍白、心率加剧、血压下降等表现，即仰卧位低血压综合征。此时改成左侧卧位，下腔静脉受压迅速缓解，血压很快恢复。

10. 腕管综合征　　多见于妊娠晚期，腕管周围的组织水肿，压迫正中神经，出现手掌疼痛、麻木或深部刺痛感，称为腕管综合征。其为自限性疾病，可用镇痛药止痛或手腕夹板固定来缓解症状，必要时可行外科手术治疗。一般在夜间用夹板固定手腕于中立位或轻度伸展位，严重者需全天用夹板固定手腕。在产后数周至数月大多数病例疼痛能得到逐渐缓解，预后较好，但在后续妊娠中可能复发。

11. 耻骨联合分离　　耻骨联合分离是耻骨联合处的间隙因外力或生理变化导致的异常增宽。非孕期妇女的耻骨联合间隙为4~5 mm，但在妊娠后期，由于激素（如松弛素）的影响，间隙可能增宽至7~9 mm，这是一种正常的生理现象。当间隙超过10 mm时，则被称为耻骨联合分离症。在妊娠期、分娩时或产后均有可能发生耻骨联合分离症，虽发病率较低，但给孕产妇带来痛苦和不便。

耻骨联合分离症主要表现为耻骨区、下腹部、腰背部、腹股沟区或大腿根部疼痛，疼痛可放射至髋部、腿部和背部，并在行走、承重、上楼梯、翻身时加重，疼痛剧烈者可能使单侧或双侧下肢难以负重，影响正常行走，甚至有坐骨神经痛、膀胱功能障碍及大便失禁症状。耻骨联合的分离距离不一定与症状严重程度或功能受损的程度相一致。妊娠期妇女耻骨联合分离症的诊断除了依据影像学检查结果，还可以根据症状和对治疗的反应做出临床诊断。

一般采取对症治疗以减轻疼痛。轻者一般不做处理，疼痛明显时应侧卧位休息，必要时使用支架或骨盆腹带支撑、固定骨盆，以减轻疼痛；亦可在行走时使用助行器或拐杖，减轻骨盆压力；耻骨联合分离 ≥ 40 mm 并伴有持续疼痛的妇女可采取切开复位内固定术治疗。大多数耻骨联合分离所致的疼痛在产后 1 个月内缓解，部分产妇分娩后疼痛即随之消失，预后良好。

12. 骨盆带疼痛　　骨盆区在妊娠期容易出现疼痛，与骨盆关节活动性增加和受力不对称有关。骨盆带疼痛发生在髂嵴后方和臀沟之间，尤其在骶髂关节附近，表现为后骨盆刺痛，发病率约为 20%。疼痛可放射至大腿背部，并可与耻骨联合分离疼痛并发。后骨盆疼痛应激试验可对后骨盆关节疼痛进行评估：孕妇取仰卧位，髋部屈曲 90°，在孕妇膝盖施加沿股骨向髋部的压力，手置于孕妇对侧髂前上棘以固定骨盆，同侧臀部疼痛即检查阳性。

骨盆带疼痛通常在进行活动或仅在走路时出现，特别是当孕妇单腿支撑或抬腿时，如爬楼梯、穿衣服或从床上坐起时。孕妇有骨盆带疼痛走路时会出现"鸭步步态"。骨盆带疼痛在承重时可加重，久坐也可引发疼痛。

骨盆带疼痛的孕妇尽量避免导致两侧骨盆位置不对称的动作，如拉伸、跷二郎腿、推拉单骨盆、单侧提举重物等。睡眠时可于两腿之间夹枕头、侧卧位、使用腰垫；起床时两膝盖并拢，再侧身起来；支架或腰带可增加骶髂关节稳定性，并改善骨盆、髋部、背部和双腿的承重力。可采取适当的方式减轻疼痛，如理疗、按摩、针灸等。一般在分娩后 6 个月内约 80% 患者可完全恢复，但部分患者恢复时间较长，甚至超过 2 年。

📖 **知识拓展**

妊娠糖尿病

妊娠糖尿病（GDM）是妊娠前糖代谢正常，妊娠期才出现或确诊的糖尿病。高危因素包括高龄、妊娠前超重或肥胖、多囊卵巢综合征、前次妊娠 GDM 史、巨大胎儿分娩史、高血压、糖尿病家族史等。

GDM 对孕妇的影响：①妊娠期高血压疾病的风险增加；②血糖控制欠佳者易发生感染，

如泌尿生殖系统感染；③羊水过多发生率升高；④巨大胎儿发生率增加，导致难产、产道损伤、手术产概率增高，产后出血风险增加；⑤产后 2 型糖尿病、心血管系统疾病的发生率增加；再次妊娠时，GDM 复发率接近 50%。

GDM 对胎儿的影响：①血糖控制欠佳者，巨大胎儿发生率增加；②早产发生率为 8.0%~12.1%；③胎儿窘迫、胎儿生长受限、胎儿畸形风险明显增加。

GDM 对新生儿的影响：①新生儿呼吸窘迫综合征（neonatal respiratory distress syndrome，NRDS）；②新生儿低血糖。

GDM 的诊断：口服葡萄糖耐量试验（oral glucose tolerance test，OGTT）是诊断妊娠期糖尿病的"金标准"。孕妇需空腹 8~14 小时后，口服 75 g 葡萄糖，测定空腹及服糖后 1 小时、2 小时的血糖值。空腹血糖 ≥ 5.1 mmol/L 或餐后 1 小时血糖 ≥ 10.0 mmol/L 或餐后 2 小时血糖 ≥ 8.5 mmol/L，若 3 个时间点中有一个血糖值达到或超过上述标准，即可诊断为妊娠期糖尿病。

GDM 的治疗：①饮食控制是妊娠期糖尿病的基础治疗。孕妇应遵循营养师制订的饮食计划，合理控制碳水化合物、蛋白质、脂肪的摄入，保证胎儿正常发育的同时，维持血糖稳定。②运动。适当的运动有助于控制血糖，如散步、孕妇瑜伽等。运动时间应选择在餐后 1 小时左右，每次运动 30 分钟左右，避免剧烈运动。③胰岛素治疗。对于通过饮食和运动控制后，血糖仍不能达标，或出现胎儿生长过快等情况的孕妇，需使用胰岛素治疗。

GDM 的预防：有糖尿病家族史、肥胖等高危因素的女性，应在孕前进行糖尿病筛查，评估糖尿病风险，采取相应的预防措施，包括合理饮食、适当运动、控制体重。

任务四　分娩经过及产妇变化探究

任务背景

分娩是女性生命中的重要生理过程，对产妇的身体和心理都会产生深远的影响。产后恢复师需要深入了解分娩的全过程以及产妇在各种分娩方式（包括自然分娩、阴道助产、剖宫产）全过程中所经历的生理变化，以便更好地为产妇提供科学、有效的恢复指导。通过掌握这些知识，产后恢复师能够帮助产妇顺利度过产后恢复期，预防和解决可能出现的各种问题，促进产妇的身体健康和心理健康。

任务目标

知识目标

1. 掌握分娩的 3 个产程及其特点。
2. 了解自然分娩、阴道助产和剖宫产的适用情况及对母体的影响。

能力目标

1. 能够准确识别先兆临产和临产的迹象。
2. 能指导产妇做好分娩前的物品准备。
3. 能配合医生为产妇提供合理的分娩方式选择。

素质目标

1. 树立尊重产妇、关爱产妇健康的职业精神。
2. 富有爱心、细心、耐心，具有职业责任感。

任务内容

分娩是指妊娠达到及超过 28 周，胎儿及其附属物从临产开始至全部从母体娩出的过程。临床上将妊娠满 37 周至不满 42 周的分娩，称为足月产；妊娠满 28 周至不满 37 周的分娩，称为早产；妊娠满 42 周及其以后的分娩，称为过期产。分娩的方式有自然分娩、阴道助产和剖宫产 3 种。

一、分娩准备

（一）识别先兆临产

分娩发动前，孕妇往往会出现一些预示不久将要临产的症状，如不规律宫缩、胎儿下降感及见红，称为先兆临产。

1. 不规律宫缩 　又称假临产。分娩发动前，由于子宫肌层敏感性增强，可出现不规律宫缩。其特点是：①宫缩频率不一致，持续时间短、间歇时间长且无规律；②宫缩强度未逐渐增强；③常在夜间出现而于清晨消失；④不伴有宫颈管缩短、宫口扩张等；⑤给予镇静剂能将其抑制。

2. 胎儿下降感 　多发生在临产前 1~2 周，由于胎先露下降、入盆衔接使宫底降低，孕妇自觉上腹部较前舒适，呼吸较以前轻快，下降的胎先露部可压迫膀胱引起尿频。

3. 见红 　见红是指在分娩前 24~48 小时，因子宫颈内口附近的胎膜与该处的子宫壁分离，毛细血管破裂而少量出血，与子宫颈管内的黏液相混而排出的黏液血性分泌物。见红是分娩即将开始的一个比较可靠的征象。若阴道流血较多，达到或超过月经量，应考虑是否为病理性产前出血，常见原因有前置胎盘或胎盘早剥，应及时就诊。

（二）临产诊断

临产是指孕妇出现规律且逐渐增强的宫缩，持续 30 秒或以上，间歇 5 ~ 6 分钟，同时伴随进行性宫颈管消失、宫口扩张和胎先露下降。对临近预产期的孕妇，应指导其识别先兆临产和临产。如孕妇出现见红或规律宫缩，应尽快做好准备，及时就诊。当孕妇突然有阴道排液，量可多可少，则为破膜，孕妇应立即平卧，垫高臀部，及时送往医院。

（三）分娩物品准备

产妇在临产前 1~2 个月，应开始为分娩做好物品准备，并将其放置于固定位置，方便随手可取。

1. 产妇物品准备 　包括消毒卫生巾、内裤和内衣、毛巾、纸巾、大小合适的胸罩、吸奶器（以备吸空乳汁用）、梳子等，以及分娩时所需补充能量的食品。

2. 新生儿物品准备 　包括柔软、舒适、宽大、便于穿脱的衣物，质地柔软、吸水、透气性好的纯棉织品尿布或一次性纸尿裤，新生儿包被、毛巾、小帽子、围嘴、爽身粉等。若由于疾病不能母乳喂养者，还要准备奶瓶、奶粉、奶嘴等。

3. 产褥期环境准备 　分娩前应将房间打扫收拾好，给予产妇及新生儿清洁、安全、舒适的生活环境。室温控制为 21~24 ℃，保持房间采光及通风良好。家中的床单、被褥、枕巾、被套等应清洗日晒。

二、自然分娩及其对母体的影响

（一）产程分期

1. 第一产程（宫口扩张期） 从出现规律宫缩开始至子宫颈口开全的过程为第一产程。初产妇宫口扩张速度较慢，需 11~12 小时；经产妇宫口扩张速度较快，需 6~8 小时。

2. 第二产程（胎儿娩出期） 从子宫颈口开全至胎儿娩出的过程为第二产程。初产妇需 1~2 小时，经产妇一般不超过 1 小时。此时宫口已开全，产道充分扩张，胎儿下降压迫直肠，产妇有排便感，并向下屏气用力。胎儿在产力的作用下经产道逐渐下降娩出。

3. 第三产程（胎盘娩出期） 从胎儿娩出至胎盘娩出的过程为第三产程。第三产程需要 5~15 分钟，一般不超过 30 分钟。胎儿娩出后不久，胎盘剥离娩出。胎儿娩出时，助产人员会对新生儿进行呼吸道清理、检查新生儿，并处理好脐带。胎盘排出后需要检查胎盘是否完整，随后助产人员检查产道有无裂伤，如有裂伤要及时修补。同时，还会为产妇注射缩宫素增强子宫收缩，以预防产后出血。

（二）对母体的影响

与其他分娩方式相比较，自然分娩安全性相对更高，产妇不用经历手术和麻醉的风险，产后腹部无手术瘢痕，产妇恢复更快，产后出血及感染等并发症的发生率相对更低，同时有利于产后各系统和生殖器官的恢复，产后下床时间较早，身材恢复较快，亦可尽早亲自照顾婴儿，又因住院时间短而节省开支。在自然生产的过程中，产妇身体也会发生一系列的变化。

1. 宫缩 临产初期，产妇的子宫收缩较弱，持续时间较短（约 30 秒），间歇时间较长（5~6 分钟）。随着产程的进展，子宫收缩力不断增强，持续时间也逐渐延长，间歇时间逐渐缩短。当子宫颈口开全时，子宫收缩可持续达 60 秒或以上，而间歇期仅 1 分钟或稍长。

2. 宫口扩张及胎先露下降 随着产妇的宫缩逐渐增强，子宫颈管逐渐短缩展平，宫颈口缓慢扩张，直至扩张到 10 cm，称为宫口开全。此时宫颈口边缘消失，子宫下段与阴道形成了宽阔的弯筒，便于胎头通过。在宫口扩张的同时，胎先露逐渐下降，下降程度是决定能否经阴道分娩的重要指征。

3. 胎膜破裂 胎先露部衔接后将羊水阻断成为前、后两个部分，位于胎先露部前面的羊水，称为前羊水，约 100 mL，有助于扩张宫口。当羊膜腔内压力增加到一定程度时，胎膜自然破裂。胎膜破裂多发生在子宫颈口接近开全的时候。

4. 疼痛 第一产程疼痛主要来自宫缩时子宫肌缺血缺氧和宫颈扩张时肌肉过度紧张；第二产程疼痛还包括来自胎头对盆底、阴道、会阴的压迫。随产程进展，产妇疼痛加剧，可能会出现呻吟、哭泣、喊叫不停等表现。可通过分娩球、拉玛泽呼吸法、药物镇痛等方式帮助产妇减轻分娩痛。

5. 屏气用力　　当胎先露下降至骨盆出口时，压迫直肠，致使产妇出现排便感，产妇会不自主地向下屏气用力，增加腹压，协同宫缩迫使胎先露部继续下降。一般推荐产妇在有向下屏气用力的感觉后再用力。产妇双足蹬在产床上，两手握住产床把手，如解大便样向下用力。每次宫缩时，先吸气后屏气，然后紧闭双唇和声门向下用力，持续5~7秒或更长，反复3~4次，宫缩间歇产妇自由呼吸全身放松，安静休息，下次宫缩再行屏气，以加速产程进展。

6. 精神疲惫　　产妇在分娩过程中易感精神疲惫、口渴和饥饿，可补充一定的能量和液体，帮助产妇恢复体力。鼓励产妇在宫缩间歇期进食高热量、易消化、清淡的温热流质饮食，少量多次，并注意摄入足够的水分。不能进食者，必要时按医嘱静脉输液，以保证充沛的精力和体力。

7. 可能发生会阴撕裂　　自然分娩过程中，若产妇有会阴水肿、会阴弹性较差、耻骨弓过低、胎儿娩出过快、胎儿过大等原因，易发生会阴撕裂伤。为防止出现会阴撕裂，助产人员应加强责任心，注意对产妇的观察，正确熟练地掌握各种接生技术，必要时及时行会阴切开术；分娩后应仔细检查会阴，及时发现裂伤并缝合，并注意避免感染；指导产妇在产褥期进行盆底肌功能锻炼，改善产后局部肌肉张力。

8. 心理状态　　分娩时产妇的心理反应常表现为紧张、恐惧、焦虑以及对分娩的期望等。因此，需要通过语言和非语言的沟通，消除产妇的疑虑，鼓励产妇树立自然分娩的信心。宫缩时腹痛加重，应指导产妇通过呼吸调整，或双手轻揉下腹部，多抚触产妇，或指导产妇家属进行按摩以减轻疼痛。在宫缩间歇期，指导产妇全身肌肉放松、休息并保存体力。

三、阴道助产及其对母体的影响

阴道助产是术者利用产钳或胎头吸引器帮助产妇在第二产程快速娩出胎儿的过程。阴道助产是处理难产的重要手段，有助于改善母儿预后。

（一）阴道助产术的种类

1. 胎头吸引术　　胎头吸引术是利用负压吸引原理，将胎头吸引器置于胎头顶部，按分娩机制牵引胎头，配合产力，协助胎儿娩出的一项助产技术（图2.13）。胎头吸引术适用于产妇有妊娠合并症、第二产程延长、胎儿窘迫等情况需要缩短第二产程者。实施胎头吸引术的必备条件有活胎、枕先露、头盆相称、胎头双顶径已达坐骨棘水平以下、宫口开全及胎膜已破。胎头吸引术的优点在于易于掌握，可替代低位产钳，并且对母婴的危害较小，但如负压不足，容易形成滑脱，如负压过大，则易造成胎头损伤。一般情况下，术后胎头部可能会形成产瘤，几天内可完全吸收，对胎儿无明显影响。

2. 产钳术　　产钳术是利用产钳作为牵引，牵拉胎头娩出胎儿的助产技术（图2.14）。

产钳术适用于第二产程延长、因妊娠合并症或并发症等需缩短第二产程者、胎儿窘迫、胎头吸引失败但胎儿存活者、剖宫产娩出胎头困难者。对于骨盆狭窄或头盆不称，颏后位、额先露、高直位等异常胎位，严重的胎儿窘迫，估计产钳不能立即结束分娩者，宫口未开全者不能使用产钳术。产钳术可能会造成新生儿头皮水肿、血肿及颅内出血，新生儿颅骨骨折、面神经损伤及眼睛损伤，母体发生软产道损伤、感染或生殖道瘘等。

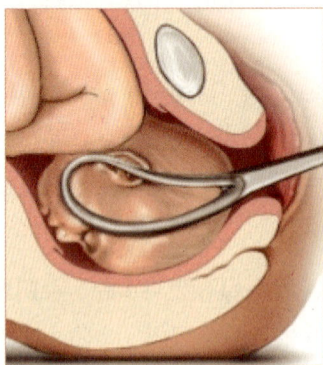

图 2.13　胎头吸引术　　　　　　　图 2.14　产钳术

3. 臀位助产　　臀位分娩时常因较小且软的臀部先娩出后，较大的胎头娩出困难，常导致难产。臀位助产是一种处理臀位分娩的产科技术。其目的是通过助产者的协助完成胎儿的娩出，确保母婴安全。臀位助产的主要并发症是产妇软产道损伤、产后出血、产褥感染，新生儿颅内出血、臂丛神经损伤、脊柱损伤、骨折、窒息甚至死亡等，故临床多以剖宫产代之。

（二）阴道助产对母体的影响

阴道助产术实施过程中，容易引起软产道裂伤，增加产褥感染机会。因此为避免会阴撕裂、保护盆底肌肉，产妇可能会接受会阴切开术。术后应嘱产妇健侧卧位，保持外阴部清洁干燥，及时更换会阴垫，会阴擦洗每日 2 次，排便后及时清洗会阴；注意观察会阴切口有无渗血、红肿、硬结及脓性分泌物，若发现异常及时处理；对于会阴切口肿胀伴明显疼痛的产妇，选用 50% 硫酸镁溶液湿热敷或 95% 乙醇湿敷，并配合切口的局部理疗，促进切口愈合；会阴侧切切口一般在术后第 3~5 天拆线，皮内缝合可不拆线。

四、剖宫产及其对母体的影响

剖宫产是一种经腹部切开子宫娩出胎儿及其附属物的手术方法。其是解决难产和重症高危妊娠、高危胎儿问题的一种快捷并有效的终止妊娠的方法。

（一）剖宫产的适应证

（1）骨产道或软产道梗阻、头盆不称、横位、臀位（初产妇足月单胎且估计胎儿体重大于 3500 g）、足先露、巨大儿、珍贵儿等。

（2）妊娠并发症和妊娠合并症不宜经阴道分娩者。

（3）脐带脱垂、胎儿窘迫者。

（4）严重的生殖道感染性疾病者。

（二）对母体的影响

1. 有切口疼痛和裂开的可能　剖宫产术后可能会出现伤口疼痛、腰背酸痛等不适，告知产妇不必紧张。疼痛较严重者可采用止痛措施，也可采用放松的方法，如做深呼吸运动、打哈欠、放些轻松音乐等。切口裂开多见于子宫下段剖宫产横切口两侧端，出现大量阴道流血，甚至可引起休克，多发生在术后 2~3 周。

2. 对术后活动的影响　剖宫产产妇由于麻醉及有手术伤口，术后活动较自然分娩产妇稍晚，为防止肠粘连、血栓形成、猝死等风险，应鼓励产妇尽早活动，也可做一些产后保健操和产后恢复处理，帮助剖宫产产妇产后收缩盆底肌，消除不能控制的溢尿及插尿管引起的不适。为了防止晕倒，可采取较平时慢的步伐，由家属搀扶活动。剖宫产术后下床时产妇以放松、自然站直后再活动为宜。

3. 对术后饮食的影响　剖宫产手术，由于肠管受刺激而使肠道功能受刺激，肠蠕动减慢，肠腔内有积气，易造成术后的腹胀感；而且剖宫产后因有伤口，同时产后腹内压突然减轻，腹肌松弛、肠蠕动减慢，易便秘，因此剖宫产后饮食的安排应与自然分娩相区别。

4. 对术后排便排尿的影响　由于区域阻滞麻醉、手术切口疼痛、不习惯卧床排尿等，易增加剖宫产产妇术后发生尿潴留的可能性。同时，肠蠕动减弱，腹肌及盆底肌松弛，容易便秘。若有痔疮，症状可能会加重。

5. 远期影响　剖宫产术后较自然分娩产妇易出现一些并发症，如盆腔粘连、瘢痕子宫、子宫内膜异位症等。再次妊娠时易出现子宫破裂、前置胎盘、胎盘植入、产后出血等并发症。

📖 知识拓展

拉玛泽呼吸法

拉玛泽呼吸法是一种广泛应用于分娩过程中的呼吸技巧，旨在帮助产妇通过调节呼吸来缓解疼痛、减少焦虑，并增强对分娩过程的控制感。其核心内容如下。

1. 早期阶段（潜伏期）：缓慢的胸式呼吸，深吸气后缓慢呼气（如"吸 -2-3-4，呼 -2-3-4"），帮助保持放松。

2. 活跃期（宫缩强烈时）：浅而快的"胸式呼吸"（如"吸 - 吸 - 呼"），节奏随宫缩强度调整。

3. 过渡期（宫口近全开）："喘息 - 吹气"呼吸（类似吹蜡烛），避免过早用力。

4.胎儿娩出阶段：配合医生指导，深吸气后屏气向下用力。

拉玛泽呼吸法需产前多次练习以形成肌肉记忆；需结合医疗建议，必要时配合药物镇痛。拉玛泽呼吸法不仅是呼吸训练，更是一种身心整合的分娩准备方法，强调产妇的主动参与与情绪管理，被全球许多孕妇课程采用。

任务五　产后生理变化探究

📖 任务背景

产褥期是产妇从分娩到身体各器官（除乳腺外）恢复至未孕状态的一段关键时期，通常为 6 周。在这段时间内，产妇会经历一系列生理和心理变化，这些变化可能影响其身体恢复和生活质量。产后恢复师需要深入了解这些变化，以便为产妇提供科学、专业的护理和指导。

📖 任务目标

知识目标

掌握产褥期产妇生殖系统、循环系统、消化系统等生理变化。

能力目标

能区分正常生理现象（如恶露、子宫复旧）与异常信号（如感染、出血）。

素质目标

培养产后恢复师对产妇的关爱和责任感，提高服务意识和职业道德。

📖 任务内容

一、产褥期母体变化

产褥期母体的变化包括全身各个系统，以生殖系统的变化最为显著。

（一）生殖系统的变化

1. 子宫　产褥期子宫变化最大。在胎盘娩出后子宫逐渐恢复至未孕状态的全过程称为子宫复旧，一般为 6 周，其主要变化为宫体肌纤维缩复和子宫内膜再生，同时还有子宫血管变化、子宫下段和宫颈复原等。

（1）宫体肌纤维缩复：胎盘娩出后，通过子宫平滑肌纤维的缩复，宫体逐渐缩小，于产后 1 周子宫缩小至约妊娠 12 周大小，于产后 6 周恢复至妊娠前大小。子宫重量也逐渐减少，分娩结束时约为 1000 g，产后 1 周时约为 500 g，产后 2 周时约为 300 g，产后 6 周恢复至 50~70 g。

（2）子宫内膜再生：胎盘、胎膜娩出后，遗留的蜕膜分为 2 层，表层发生变性、坏死、脱落，形成恶露的一部分自阴道排出；接近肌层的子宫内膜基底层逐渐再生新的功能层，约于产后第 3 周，除胎盘附着部位外，宫腔表面均由新生内膜覆盖，胎盘附着部位内膜完成修复需至产后 6 周。

（3）子宫血管变化：胎盘娩出后，通过子宫收缩使胎盘胎膜剥离后开放的子宫血管压缩变窄，数小时后血管内形成血栓，出血量逐渐减少直至停止。

（4）子宫下段及宫颈变化：产后子宫下段肌纤维缩复，逐渐恢复为非孕时的子宫峡部。胎盘娩出后的宫颈外口呈环状如袖口。产后 2~3 日，宫口仍可容纳 2 指。产后 1 周后宫颈内口关闭，宫颈管复原。产后 4 周宫颈恢复至非孕时形态。分娩时宫颈外口常发生轻度裂伤，使初产妇的宫颈外口由产前圆形（未产型），变为产后"一"字形横裂（已产型）。

2. 阴道　分娩后阴道腔扩大，阴道黏膜及周围组织水肿，阴道黏膜皱襞因过度伸展而减少甚至消失，致使阴道壁松弛及肌张力低。阴道壁肌张力于产褥期逐渐恢复，阴道腔逐渐缩小，阴道黏膜皱襞约在产后 3 周重新显现，但阴道至产褥期结束时仍不能完全恢复至未孕时的紧张度。

3. 外阴　分娩后外阴轻度水肿，产后 2~3 日逐渐消退。会阴部血液循环丰富，若有轻度撕裂或会阴侧切缝合，多于产后 3~4 日愈合。

4. 盆底组织　在分娩过程中，由于胎儿先露部长时间的压迫，使盆底肌肉和筋膜过度伸展致弹性降低，且常伴有盆底肌纤维的部分撕裂，产褥期应避免过早进行重体力劳动。若能于产褥期坚持做产后康复锻炼，盆底肌可能在产褥期内即恢复至接近未孕状态。若盆底肌及其筋膜发生严重撕裂造成盆底松弛，加之产褥期过早参加重体力劳动；或者分娩次数过多，且间隔时间短，盆底组织难以完全恢复正常，容易导致盆腔器官脱垂。

（二）循环及血液系统的变化

胎盘剥离后，子宫胎盘血液循环终止且子宫缩复，大量血液从子宫涌入产妇体循环，加之妊娠期潴留的组织间液吸收，产后 72 小时内，产妇循环血量增加 15%~25%，心脏病产妇应注意预防心力衰竭的发生。循环血量于产后 2~3 周恢复至未孕状态。

产褥早期血液仍处于高凝状态，有利于胎盘剥离创面形成血栓，减少产后出血量，这也是产褥期发生深静脉血栓和肺栓塞的危险因素。

（三）消化系统的变化

妊娠期胃肠蠕动及肌张力均减弱，胃液中盐酸分泌量减少，产后需 1~2 周逐渐恢复。产后 1~2 日产妇常感口渴，喜进流食或半流食。产褥期活动减少，肠蠕动减弱，加之腹肌及盆底肌松弛，容易便秘。

（四）泌尿系统的变化

产后 1 周内尿量增多。妊娠期发生的肾盂及输尿管扩张，产后需 2~8 周恢复正常。在产褥期，尤其在产后 24 小时内，由于膀胱肌张力降低，对膀胱内压的敏感性降低，加之外阴切口疼痛、产程中会阴部受压迫过久、器械助产、区域阻滞麻醉等均可能增加尿潴留的发生。

（五）内分泌系统的变化

产后雌激素及孕激素水平急剧下降，至产后 1 周时已降至未孕时水平。人胎盘催乳素于产后 6 小时已不能测出。催乳素水平因是否哺乳而异，哺乳产妇的催乳素于产后下降，但仍高于非妊娠水平；不哺乳产妇的催乳素于产后 1 周降至非妊娠水平。血人绒毛促性腺激素（human chorionic gonadotropin，hCG）通常于产后 10 日左右恢复至非妊娠水平。

月经复潮及排卵时间受哺乳影响。不哺乳产妇通常在产后 6~10 周月经复潮，在产后 10 周左右恢复排卵。哺乳产妇的月经复潮延迟，有的在哺乳期间月经一直不来潮，平均在产后 4~6 个月恢复排卵。产后较晚月经复潮者，首次月经来潮前多有排卵，故哺乳产妇月经虽未复潮，却仍有受孕可能。

（六）腹壁的变化

妊娠期出现的下腹正中线色素沉着，在产褥期逐渐消退。初产妇腹壁紫红色妊娠纹变成银白色陈旧妊娠纹。腹壁皮肤受增大的妊娠子宫影响，部分弹力纤维断裂，腹直肌出现不同程度分离，产后腹壁明显松弛，腹壁紧张度需在产后 6~8 周恢复。

二、产褥期临床表现

1. **生命体征**　产后体温多数在正常范围内。体温可在产后 24 小时内略升高，一般不超过 38 ℃，可能与产程延长致过度疲劳有关。产后 3~4 日出现乳房血管、淋巴管极度充盈，乳房胀大，伴体温升高，称为泌乳热，一般持续 4~16 小时体温即下降，但需排除其他原因尤其是感染引起的发热。产后脉搏在正常范围内。产后呼吸深慢，一般每分钟 14~16 次，是由于产后腹压降低，膈肌下降，由妊娠期的胸式呼吸变为胸腹式呼吸所致。产褥期血压维持在正常水平，变化不大。

2. **子宫复旧**　产后初期子宫圆而硬，宫底在脐下一指。产后第 1 日略上升至脐平，以后每日下降 1~2 cm，至产后 1 周在耻骨联合上方可触及，于产后 10 日子宫降至骨盆腔内，腹部检查触不到宫底。

3. **产后宫缩痛**　在产褥早期因子宫收缩引起下腹部阵发性剧烈疼痛，称为产后宫缩痛，多见于经产妇。哺乳时反射性缩宫素分泌增多使疼痛加重，不需要特殊用药。

4. **恶露**　产后子宫蜕膜脱落，含有血液、分泌物、坏死蜕膜等的产道排出物，称为恶露。恶露有血腥味，但无臭味，持续 4~6 周，总量为 250~500 mL。因其颜色、内容物及时间不同，恶露分为血性恶露、浆液恶露、白色恶露 3 种（表 2.2）。

表 2.2　正常恶露的特点

类型	出现时间与持续时间	颜色	成分
血性恶露	产后 3~4 天内	红色	多量红细胞、坏死蜕膜及少量胎膜
浆液恶露	继血性恶露后出现，持续 10 天	淡红色	较多坏死蜕膜组织、宫腔渗出液、宫颈黏液，少量红细胞、白细胞和细菌
白色恶露	产后 14 天左右出现，持续 3 周	白色	大量白细胞、坏死蜕膜组织、表皮细胞及细菌

若子宫复旧不全或宫腔内残留部分胎盘、胎膜或合并感染时，恶露增多，血性恶露持续时间延长并有臭味。

5. 褥汗　产后 1 周内皮肤排泄功能旺盛，排出大量汗液，夜间睡眠和初醒时更明显，不属病态。但要注意补充水分，防止脱水及中暑。

6. 其他表现

（1）体重减轻：分娩后因胎儿、胎盘、羊水等排出，加之出汗、排尿、子宫复旧等原因，体重可减轻 11~14 kg。

（2）食欲不佳：产褥期早期，产妇多食欲不佳，喜进流质、半流质等清淡饮食，一般 10 天左右恢复正常。

（3）疲乏劳累：产妇在最初几天常表现为精神不振，自理能力降低。多与产程中的不适和用力，以及产后休息睡眠不足有关。

📖 知识拓展

阴道松弛症

阴道松弛症是女性产后常见问题，多与分娩导致的阴道壁与盆底相关结构松弛有关。阴道松弛表现为性生活满意度下降，伴有轻度的压力性尿失禁和阴道脱垂、阴道内炎症增加、阴道前庭外形改变等，影响女性性感受和自信心。目前，临床上缺乏阴道松弛症及严重程度的客观评价方法及标准。诊断阴道松弛症主要通过阴道松弛问卷（VLQ）、性生活满意问卷（SSQ）、妇科检查、盆底肌力测定等方法。临床建议轻度阴道松弛和盆底肌力较差的人群采用无创和微创的非手术治疗，如盆底肌肉训练（凯格尔运动）、射频治疗、激光治疗；中重度阴道松弛的人群采用手术治疗。盆底康复治疗仪可以进行盆底肌恢复治疗，也可以检测会阴肌力。

任务六 产后常规处理

任务背景

产褥期女性生理和心理均发生巨大变化，科学合理的产后常规处理对产妇的身体恢复、心理健康以及预防产后并发症至关重要。产后恢复师作为帮助产妇顺利度过这一关键时期的专业人员，需要具备丰富的专业知识和技能，以为产妇提供全面、有效的服务。本任务旨在帮助产后恢复师深入掌握产后常规处理的相关知识和技能，提高专业水平，更好地为产妇服务。

任务目标

知识目标

掌握产后常规处理的内容和保健要点。

能力目标

1. 能够正确评估产妇的身体状况。
2. 熟练掌握产褥期的日常护理技能，如恶露观察、会阴护理、乳房护理等。

素质目标

培养对产妇的关怀和爱护意识，增强服务意识和责任心。

任务内容

产褥期母体各系统变化很大，虽属生理范畴，但若处理和保健不当可转变为病理情况。

一、产褥期处理

1. 产后 2 小时内的处理　产后 2 小时内易发生产后出血、子痫、产后心力衰竭等严重并发症，应严密观察产妇的生命体征、子宫收缩情况及阴道流血量，并注意宫底高度及膀胱是否充盈等。用计量方法评估阴道流血量的变化，尤其是产后出血的高危孕产妇。若发现子宫收缩乏力，应按摩子宫并同时使用子宫收缩剂。若阴道流血量不多，但子宫收缩不良、宫底上升者，提示宫腔内可能有积血，应压宫底排出积血，并持续给予子宫收缩剂。若产妇自觉肛门坠胀，提示有阴道后壁血肿的可能，应进行阴道或阴道－直肠联合检查，确诊后及时给予处理。在此期间还应协助产妇首次哺乳。若产后 2 小时一切正常，将产妇连同新生儿送回病房。

2. 饮食　分娩后 2 小时内可给予清淡、易消化食物，以后可进普通饮食。食物应富含营养、热量和水分，并适当补充维生素和铁剂，推荐补充铁剂 3 个月。

3. 排尿与排便　产后 2~3 天，产妇往往多尿，且因分娩过程中膀胱受压使其黏膜水肿充血、肌张力下降及膀胱敏感性下降，会阴切口疼痛，易出现排尿困难。产后第一次排尿后需评估尿量，若尿量少，应再次评估膀胱充盈情况，预防尿潴留。应解除产妇对排尿疼痛的顾虑，鼓励产妇尽早自解小便，一般于产后 4 小时内应让产妇排尿。若排尿困难，除鼓励产妇起床排尿外，还可选用以下方法：①用温开水冲洗尿道外口周围诱导排尿，热敷下腹部，按摩膀胱，刺激膀胱肌收缩；②针刺关元、气海、三阴交、阴陵泉等穴位；③肌内注射甲硫酸新斯的明，兴奋膀胱逼尿肌促其排尿，但注射此药前要排除其用药禁忌。若使用上述方法均无效时应予留置导尿管，一般留置 1~2 天。观察剖宫产术后产妇尿管是否通畅，尿量及性状是否正常。

产后因缺乏运动，食物缺乏纤维素，加之肠蠕动减弱，产褥早期腹肌、盆底肌张力降低，容易发生便秘，应鼓励产妇多吃蔬菜及早日下床活动。若发生便秘，可口服缓泻剂，或开塞露塞肛。

4. 观察子宫复旧及恶露　产后每日同一时间手测子宫底高度，观察恶露的量、颜色和气味，以了解子宫复旧情况。如果子宫底高度上升，子宫体变软，应考虑子宫收缩不良，立即经腹壁按摩宫底，排出血块，预防产后出血。评估排尿及膀胱充盈情况，避免膀胱充盈影响子宫收缩。注意评估出血量，若出血量多，应及时查找原因。发现红色恶露增多且持续时间延长，应考虑子宫复旧不全，应及时给予子宫收缩剂；若恶露有臭味且子宫压痛考虑感染，应给予广谱抗生素控制感染。

5. 会阴及腹部伤口护理

（1）会阴护理：产后应保持会阴清洁、干燥，用 0.2% 苯扎溴铵溶液或 0.5% 聚维酮碘溶液冲洗或擦洗外阴，2~3 次 / 天。会阴部有缝线者，每日观察伤口周围有无渗血、血肿、红肿、硬结及分泌物，并嘱产妇健侧卧位。产妇会阴切口疼痛剧烈或有肛门坠胀感，应及时排除阴道壁及会阴部血肿。会阴水肿严重者，可用 50% 硫酸镁湿热敷每日 2 次，每次 20 分钟；或产后 24 小时红外线照射外阴。会阴部小血肿者，24 小时后可采取湿热敷或远红外线灯照射，血肿较大者应切开引流、缝扎止血。产后 3~5 天可行会阴部伤口拆线，如伤口出现感染，应提前拆线引流，并定时换药。伤口愈合欠佳者可在生产 1 周以后用 1∶5000 高锰酸钾坐浴，每日 2~3 次。

（2）腹部伤口护理：剖宫产切口需保持干燥，及时更换敷料，避免感染。剖宫产术后要每日评估腹部手术切口有无红肿、渗血、渗液、裂开等，发现异常及时处理。

6. 观察情绪变化　经历妊娠及分娩的激动与紧张后，精神疲惫、对哺育新生儿的担心、产褥期的不适等，均可造成产妇情绪不稳定，尤其在产后 3~10 天，可表现为轻度抑郁。

应帮助产妇减轻身体不适，并给予精神关怀、鼓励、安慰，使其恢复自信。建议产后进行心理评估和抑郁症筛查，尽早诊断及干预。

7. 乳房护理 产妇以自身乳汁哺育婴儿的喂养方式为母乳喂养，母乳喂养的时期为哺乳期。世界卫生组织建议，婴儿在最初 6 个月内应该给予纯母乳喂养，6 个月以后逐渐添加辅食，母乳喂养可至 2 岁或者更长时间。

8. 预防产褥中暑 产褥中暑是产褥期内高温环境使产妇体内余热不能及时散发，引起中枢神经调节功能障碍而导致的急性热病，表现为高热、水电解质紊乱、循环衰竭和神经系统功能损害。根据病情程度分为：①中暑先兆，表现为口渴、多汗、心悸、恶心、胸闷、四肢无力，体温正常或低热；②轻度中暑，产妇体温逐渐升高达 38.5 ℃ 以上，随后出现面色潮红、胸闷、脉搏增快、呼吸急促、口渴；③重度中暑，产妇体温继续升高，达 41~42 ℃，呈稽留热型，可出现面色苍白、呼吸急促、谵妄、抽搐、昏迷，处理不及时可在数小时内出现呼吸衰竭、循环衰竭导致死亡。产褥中暑的主要原因是室内通风不良导致高温高湿状态，引起体温调节中枢功能障碍，因此指导产妇定时开窗通风，保持室内正常的温湿度，预防中暑。应正确识别产褥中暑，及时处理。一旦出现症状，应迅速降温，及时纠正水电解质紊乱及酸中毒。其中迅速降低体温是抢救成功的关键。正确识别产褥中暑对及时正确的处理十分重要。

9. 预防产褥感染 产褥感染指产时及产褥期，病原体侵袭生殖道而引起的局部或全身的感染。发热、疼痛、异常恶露是产褥感染的三大症状。常见有急性外阴炎、阴道炎，急性子宫内膜炎及子宫肌炎、急性盆腔结缔组织炎和输卵管炎、急性盆腔腹膜炎、血栓性静脉炎甚至败血症，严重者常并发中毒性休克，抢救不及时将危及生命。一旦发生产褥感染，原则上应给予广谱、足量、有效抗菌药物，并根据感染的病原体调整抗菌药物治疗方案。脓肿形成或宫内残留感染组织者，应积极进行感染灶的处理。产妇应取半卧位，以利于恶露排出并使炎症局限于盆腔部分，并注意营养、休息。病情严重或贫血者，多次少量输注新鲜血或血浆，以增加抵抗力。若子宫感染严重，治疗无效，出现不能控制的出血、败血症时，应及时切除子宫。

二、产褥期保健

产褥期保健的目的是防止产后出血、感染等并发症发生，促进产后生理功能的恢复。

1. 饮食起居 合理饮食，保持身体清洁，产妇居室应清洁通风，衣着应宽大透气，注意休息。

2. 适当活动及做产后康复锻炼 产后尽早适当活动。产后康复锻炼有利于体力恢复、排尿及排便，避免或减少栓塞性疾病的发生，且能使盆底及腹肌张力恢复。产后康复锻炼的运动量应循序渐进。

3. 避孕指导　　产妇产后 42 天内禁止性生活，根据产后检查情况，恢复正常性生活，指导产妇选择适当的避孕措施。哺乳者推荐工具避孕，不宜选择药物避孕；不哺乳者避孕方法无须限制，可选用药物或工具避孕。

4. 产后检查　　包括产后访视和产后健康检查两部分。

（1）产后访视：产妇出院后，由社区医疗保健人员在产妇产后 1 周内、产后 14 日和产后 28 日分别做 3 次产后访视，了解产妇及新生儿健康状况。内容包括：①了解产妇饮食、睡眠等一般状况；②检查乳房，了解哺乳情况；③观察子宫复旧及恶露；④观察会阴切口、剖宫产腹部切口；⑤了解产妇心理状况。若发现异常应及时给予指导。

（2）产后健康检查：产妇应于产后 6 周至医院进行常规检查，包括全身检查及妇科检查。前者主要测血压、脉搏，查血、尿常规，了解哺乳情况，若有内外科合并症或产科并发症等应做相应检查；后者主要观察盆腔内生殖器是否已恢复至非孕状态。同时应对婴儿进行检查。

📖 **知识拓展**

产后抑郁症

产后抑郁症是指女性在分娩后由于生理和心理因素而造成的抑郁症，表现为紧张、疑惑、恐惧、内疚等，严重者则有绝望、自杀、离家出走或伤害孩子的想法和行为。产后抑郁症的发病率为 15%~30%，通常在产后 2 周内出现症状。再次妊娠则有 20%~30% 的复发率。

产后抑郁症的临床表现主要有：常感到心情压抑、沮丧，孤独、伤心、流泪、恐惧、易怒，夜间加重；自我评价降低，自暴自弃，或对身边的人充满敌意，与家人关系不协调；创造性思维受损，反应迟钝，注意力不集中；对生活缺乏信心，厌食、睡眠障碍、性欲减退等。

产后抑郁症不仅影响产妇健康，对婴儿及家庭也会产生影响。因此，对产后抑郁症应给予重视，帮助产妇调整心理状态，减轻可能存在的心理压力，并及时筛查和早期进行干预。

下 篇

实操技能篇

项目三　乳房保健

任务一　产后母乳喂养指导

任务背景

　　产妇王某，28 岁，初产妇，顺产侧切术后 6 小时。分娩情况：孕 40 周，体重 3.2 kg 女婴，Apgar 评分 10 分。既往史：无乳房疾病史，孕期未进行母乳喂养知识培训。产妇主诉：乳房胀痛，宝宝吸了半天都没吃到奶，担心是不是奶水不够。家属想添加配方奶进行喂养。观察发现：乳房充盈度高，乳晕区较硬，婴儿频繁哭闹，有觅食动作但含接困难，产妇表情焦虑，哺乳姿势僵硬。

　　任务：请为王女士进行产后母乳喂养指导。

任务目标

知识目标

　　1. 掌握母乳喂养对母婴健康的重要性。

　　2. 熟悉乳汁分泌的生理机制。

　　3. 了解世界卫生组织(WHO)/联合国儿童基金会(UNICEF)《成功母乳喂养十项措施》。

能力目标

　　1. 能宣传母乳喂养的优点。

　　2. 能独立完成母乳喂养评估。

　　3. 能熟练指导哺乳姿势、托乳方法、含接技巧及哺乳后处理。

素质目标

　　1. 服务意识强，遵守职业道德。

　　2. 具有一定的协调与沟通能力，善于与产妇及其家属沟通。

　　3. 尊重产妇，关爱产妇身心健康。

一、任务描述

母乳是婴儿最好的食物，它的主要成分是糖（乳糖）、易消化的蛋白质（乳清蛋白为主），还有可消化的脂肪酸，全部根据婴儿的需要均衡配置，含有多种免疫物质，可预防多种疾病，且含有多种矿物质和维生素，以及有助于消化吸收的酶。哺乳可提供亲子间肌肤相亲的机会，安抚孩子的同时也令母亲感到快乐，刺激乳汁分泌和喷乳反射的几种激素同时也能增加母爱感。

乳汁分泌的生理机制主要包括以下几个方面。

（1）内分泌调节。①妊娠期：雌激素和孕激素促进乳腺发育，催乳素水平升高但被抑制，为泌乳做准备。②分娩后：雌激素和孕激素水平下降，催乳素发挥泌乳作用，催产素促进乳汁排出。

（2）乳腺结构与功能。①乳腺腺泡：负责乳汁的合成和储存，合成乳糖、蛋白质、脂肪等成分。②乳腺导管：将乳汁从腺泡输送到乳头，催产素引起导管平滑肌收缩，帮助乳汁排出。

（3）婴儿吸吮的刺激。婴儿吸吮乳头时，神经冲动传至大脑，刺激催乳素和催产素分泌，引发"喷乳反射"，乳汁排出。

（4）乳汁成分的合成。乳汁成分包括乳糖、蛋白质、脂肪、矿物质、维生素和免疫因子等，由乳腺腺泡细胞合成。

（5）乳汁分泌的调节。①供需平衡：乳汁分泌量与婴儿需求相关，吸吮频率越高，乳汁分泌越多。②情绪因素：母亲的情绪和心理状态也会影响乳汁分泌，放松有助于乳汁分泌。乳汁分泌是一个动态的生理过程，涉及多种激素、乳腺组织功能以及婴儿吸吮刺激的协同作用。

WHO 和 UNICEF 于 1991 年启动了"爱婴医院行动"（BFHI），旨在推动全球提供孕产和新生儿服务的医疗机构实施《成功母乳喂养十项措施》。这些措施总结了一套政策和程序，以支持母乳喂养。2018 年，WHO 根据 2017 年发布的《在提供孕产和新生儿服务的设施中保护、促进和支持母乳喂养指南》，对这十项措施进行了修订。以下是修订后的《成功母乳喂养十项措施》：①制定和执行书面母乳喂养政策；②确保所有员工具备支持母乳喂养的知识、能力和技能；③向孕妇及其家庭宣传母乳喂养的重要性；④促进产后立即母婴肌肤接触并支持早开奶；⑤支持母亲建立和维持母乳喂养；⑥除医疗需要外，不给母乳喂养的新生儿其他食物或液体；⑦母婴同室；⑧按需哺乳；⑨避免使用奶瓶、奶嘴和安抚奶嘴；⑩出院后提供持续支持。

二、任务要求

学习本任务要求掌握母乳分泌的特点，需要具备母乳喂养的相关知识，能够根据产妇的身体状况，给予正确的哺乳指导，缓解家长的焦虑。

任务实施

产后母乳喂养的实施步骤及说明见表 3.1。

表 3.1　产后母乳喂养的实施步骤及说明

项目	实施步骤	说明
评估	1. 环境条件：干净，整洁，安全，温度 24~26 ℃，湿度 50%~60%，可播放柔和的音乐。 2. 物品准备：床、屏风、靠背椅、脚踏凳、哺乳枕、靠枕或软垫、清洁毛巾、脸盆、温开水壶（内装 39~41 ℃温开水）、乳房模型、婴儿模型、尿不湿、卫生护垫、免洗手消毒剂、洗手液、签字笔、记录本。 3. 母婴评估：产妇生命体征、乳房状况（乳头类型、泌乳情况）、有无伤口及伤口愈合情况、心理状态；婴儿出生情况、体重、吸吮能力、排泄情况、精神状态。 4. 自身准备：着装干净整洁，七步洗手法清洁双手。	选择适合产妇的轻音乐；注意卫生消毒。
沟通	1. 与产妇核对相关信息。 2. 说明母乳喂养的好处及正确掌握哺乳技巧的重要性。 3. 说明婴儿正确的衔乳姿势在母乳喂养中的重要性。	尊重产妇，态度和蔼，语气温柔。
操作流程和要点	1. 指导并协助产妇为婴儿更换尿不湿，让婴儿保持舒适。 2. 指导产妇清洁双手后，用温湿毛巾清洁乳头及乳晕，必要时进行乳房湿热敷和（或）按摩乳房。 3. 指导哺乳姿势：根据产妇意愿、分娩情况和身体情况选择合适的哺乳姿势。 **技能一：常用哺乳姿势** 1. 摇篮式（Cradle Hold）。 适用场景：最常用姿势，适合顺产无会阴侧切、婴儿健康状况良好的产妇。 操作步骤：产妇坐直于有扶手的椅子，背部垫枕头支撑腰椎；双脚平放地面，膝盖稍抬高（可用脚踏凳）；将婴儿抱至胸前，头部枕于母亲肘弯处；婴儿腹部与母亲腹部紧密贴合；婴儿臀部位于母亲手掌中，大腿自然下垂。 2. 交叉式（Cross-Cradle Hold）。 适用场景：适合乳头扁平/凹陷、婴儿含接困难或需要更多支撑的产妇。 操作步骤：产妇坐立姿势同摇篮式，健侧手臂穿过婴儿背部；用对侧手托乳房（如喂右侧乳房用左手托）。婴儿头部枕于母亲前臂，手掌支撑婴儿颈后部；婴儿身体呈 45° 角面向乳房。 3. 橄榄球式（Football Hold）。 适用场景：剖宫产术后、双胎喂养、乳头疼痛或婴儿含接困难。	

项目	实施步骤	说明
操作流程和要点	操作步骤：坐直并稍向健侧倾斜，患侧手臂支撑婴儿；在腋下垫枕头至乳房高度。将婴儿侧卧置于母亲腋下，头部靠近乳房；婴儿双腿向后伸展，背部由母亲手臂支撑。 4.侧卧式（Side-Lying Position）。 适用场景：夜间哺乳、剖宫产术后或产妇体力不足时。 操作步骤：婴儿面朝母亲侧卧，产妇双腿屈曲；婴儿头部与母亲乳头保持水平高度。母亲下方手臂枕于头下，上方手臂托住婴儿臀部；婴儿腹部贴紧母亲腹部，下巴轻触乳房。 **技能二：正确托乳姿势** 1.指导产妇用"C"形手势托住乳房（四指并拢托乳房底部，拇指放乳晕上方），乳头对准婴儿鼻尖，保持婴儿头部轻微后仰。 2.指导产妇将拇指和食指呈剪刀状轻压乳晕两侧，将乳头送至婴儿嘴边，保持乳晕与婴儿口腔垂直。 **技能三：正确衔乳姿势** 指导产妇用乳头轻触婴儿下唇诱发觅食反射，待婴儿张大嘴时顺势将乳头和大部分乳晕［乳头＋（2~3 cm）乳晕］送入婴儿口中。 **技能四：判断婴儿是否正确含接** 婴儿的嘴张大，双唇外翻，下颌紧贴乳房；婴儿两颊饱满；能看到慢而深的吸吮动作，听到吞咽的声音。 **技能五：哺乳注意事项指导** 1.指导产妇喂哺时应完全吸空一侧乳房后再吸另一侧，哺乳时间以15~20分钟为宜。 2.哺乳结束后，轻压新生儿下颌，解除口腔负压后再退出乳头。 3.指导产妇哺乳结束后为新生儿拍奶嗝，将新生儿竖抱，头部紧靠母亲肩上，空心掌由下至上（避开肾区）轻拍背部，排出胃内空气，防止溢奶。 4.指导产妇拍嗝结束后将新生儿安置于安全、舒适的床上侧卧休息。	
整理	1.协助产妇取舒适体位休息。 2.整理用物，清洁洗手。 3.记录指导情况。	

任务评价

一、评价维度

（1）知识掌握：理论测试，母乳喂养相关知识正确率≥90%。

（2）技能操作：情景模拟，哺乳姿势正确率≥85%，问题处理流程规范。

（3）沟通能力：角色扮演，能有效进行健康教育，产妇满意度≥80%。

（4）专业素养：过程性评价，关爱产妇，体现专业伦理。

二、评价标准

（1）知识掌握：理论测试成绩达到 90 分以上。

（2）技能操作：指导操作规范，哺乳姿势、衔乳指导等步骤准确无误，产妇能顺利哺乳，婴儿衔乳正确。

（3）沟通能力：与产妇沟通顺畅，能准确解答产妇疑问，产妇对指导内容满意。

（4）专业素养：在整个操作过程中，尊重产妇，态度和蔼，操作轻柔，符合职业道德规范。

📖 知识拓展

哺乳对母亲代谢影响的新发现

1. 代谢调节的分子机制新发现。2020 年韩国科学技术院研究发现，哺乳期催乳素可诱导胰腺 β 细胞产生血清素（5-羟色胺），通过抗氧化应激和促进 β 细胞增殖，显著改善葡萄糖稳态。即使断奶后 3 年，这种保护作用仍持续存在，使母亲患 2 型糖尿病的风险降低约 40%（《科学转化医学》）。美国加州大学 2018 年研究显示，哺乳 6 个月以上的母亲肝脏脂肪含量减少，非酒精性脂肪性肝病（NAFLD）风险降低 52%。推测可能与哺乳期间脂肪动员效率提升及代谢激素调节有关（《肝脏学杂志》）。

2. 代谢指标的长期益处。多项队列研究表明，哺乳可降低母亲胰岛素抵抗指数（HOMA-IR），改善糖耐量，尤其对有妊娠糖尿病史的女性效果显著。这种改善可持续至产后数年（德国《糖尿病学》2014 年、韩国 2020 年研究）。哺乳期间每日消耗约 500 千卡热量，优先动员腹部和内脏脂肪，促进体脂分布优化。产后 1 年内哺乳母亲体重下降速度是非哺乳女性的 1.5~2 倍，且更易维持健康体质［量］指数（BMI）（2023 年数据）。

3. 器官功能的再生性调节。中国科学院 2024 年研究发现，孕期及哺乳期母体通过代谢重编程增强心脏肥大能力和骨骼肌再生潜能，这种"重生机制"可能延缓器官衰老（《细胞》子刊）。哺乳期间钙流失导致骨密度暂时下降，但断奶后雌激素水平回升可刺激骨重建，最终使骨密度恢复甚至超过孕前水平，降低晚年骨质疏松风险（2024 年综述）。

由此可见，哺乳不仅是母婴营养传递的纽带，更是母体代谢系统的"重置窗口期"。最新研究揭示其通过激素调节、细胞再生及器官功能重塑，为母亲提供长期代谢保护，包括降低糖尿病、脂肪肝风险及延缓衰老进程。这些发现为推广母乳喂养提供了更坚实的科学依据。

任务二　母乳喂养不足的处理

📖 任务背景

产妇李某，30岁，初产妇，剖宫产术后3天。分娩情况：孕39周，体重3.5 kg男婴，Apgar评分9分。既往史：无乳房疾病史，孕期有参加母乳喂养知识培训。产妇主诉：产后3天，奶水少，宝宝吸吮后总是哭闹，担心营养不够。观察发现：乳房轻度充盈，无红肿，乳头无异常，婴儿频繁觅食但吸吮时间长且体重增长缓慢，产妇焦虑不安，希望尽快改善母乳不足的情况。

任务：请通过手法改善李女士母乳不足的情况。

📖 任务目标

知识目标

1. 掌握母乳喂养不足的常见原因。

2. 熟悉母乳分泌的生理机制及影响因素。

3. 了解促进母乳分泌的手法及相关原理。

能力目标

1. 能准确评估母乳喂养不足的情况。

2. 能熟练运用手法处理母乳喂养不足。

3. 能为产妇提供针对性的母乳喂养不足改善建议。

素质目标

1. 服务意识强，遵守职业道德。

2. 具有一定的协调与沟通能力，善于与产妇及其家属沟通。

3. 尊重产妇，关爱产妇身心健康。

📖 任务分析

一、任务描述

母乳是婴儿最理想的天然食物，但部分产妇在产后会出现母乳分泌不足的情况，影响婴儿的营养摄入和生长发育。

母乳喂养不足的常见原因如下。

（1）生理因素：如乳腺发育不良、内分泌失调。

（2）心理因素：如焦虑、紧张、抑郁情绪。

（3）哺乳技巧问题：如哺乳姿势不正确、哺乳频率不足。

（4）营养因素：如营养不良、水分摄入不足等。

手法促进乳汁分泌的原理主要包括以下几个方面。

（1）改善血液循环：手法按摩可以促进乳房局部的血液循环，通过按压、推拿等手法，使乳房周围的毛细血管扩张，增加血管通透性，加快血液流动速度。良好的血液循环能够为乳腺细胞提供充足的营养和氧气，促进乳汁的合成和分泌。

（2）疏通乳腺管：按摩手法可以疏通乳腺管，帮助乳汁顺利排出。通过顺乳腺管走向的纵向按摩，可以清除乳腺管内的堵塞物，如乳汁淤积或小颗粒，减少乳汁淤积，避免乳腺管堵塞。

（3）刺激神经反射：手法按摩可以刺激乳头和乳晕周围的神经末梢，将信号传递到大脑，进而刺激下垂体分泌催乳素和催产素。催乳素能够促进乳腺细胞合成乳汁，催产素则促进乳腺腺泡周围的平滑肌收缩，帮助乳汁排出。

（4）缓解乳房胀痛：通过按摩可以减轻乳房胀痛感，缓解因乳汁淤积或乳腺管堵塞引起的不适。这不仅有助于乳汁的排出，还能让产妇感觉更舒适，从而更好地进行哺乳。

（5）调节心理状态：手法按摩的过程本身可以缓解产妇的焦虑和紧张情绪，帮助其放松身心。良好的心理状态有助于激素的正常分泌，从而促进乳汁分泌。

（6）中医理论支持：从中医角度看，手法按摩可以理气活血、舒筋通络，疏通乳房经络，改善气血运行，从而促进乳汁的分泌。这种原理与中医的"通则不痛，痛则不通"相契合。

二、任务要求

本任务要求掌握母乳分泌的特点，熟悉母乳喂养不足的常见原因及影响因素，能够根据产妇的具体情况，运用手法处理促进母乳分泌，同时给予产妇正确的哺乳指导和心理支持，缓解其焦虑情绪。

任务实施

产后母乳喂养不足的手法处理实施步骤及说明见表 3.2。

表 3.2　产后母乳喂养不足的手法处理实施步骤及说明

项目	实施步骤	说明
评估	1. 环境条件：安静、舒适、温度适宜（24~26 ℃），湿度 50%~60%，避免强光直射。	

项目	实施步骤	说明
评估	2. 物品准备：清洁毛巾、温开水、按摩油、乳头护理霜、吸奶器（备用）。 3. 母婴评估： （1）产妇：生命体征、乳房状况（充盈度、有无硬结）、乳头情况（有无皲裂、凹陷）、心理状态。 （2）婴儿：出生情况、体重增长情况、吸吮能力、排便情况。 4. 自身准备：着装干净整洁，七步洗手法清洁双手。	选择适合产妇的轻音乐。
沟通	1. 与产妇核对相关信息。 2. 了解产妇对母乳喂养的期望和担忧，解释母乳喂养不足的常见原因及改善方法。 3. 说明手法处理的目的、过程及注意事项，取得产妇的配合。	尊重产妇，态度和蔼，语气温柔。
操作	1. 环境准备：确保环境安静、舒适，温度、湿度适宜。 2. 产妇准备：指导产妇排空膀胱，协助产妇取仰卧位，暴露胸腹部，盖好毛巾，全身放松。产妇一侧手臂外展，显露同侧乳房及腋窝。清洁双手，用温湿毛巾清洁乳房及乳头（准备 38~40 ℃ 的温水沾湿毛巾，环形擦拭乳头、乳晕至整个乳房）。 **触诊** **技能一：评估** 评估乳房有无乳腺增生、结节及肿块等。一手从外侧向上托起乳房，另一只手食指、中指、无名指三指弯起来成一个弧度，用指腹由浅到深地深压，做滑动触诊。触摸到肿块处要轻柔，不能深压，以免产妇疼痛。触诊顺序：外上象限 → 外下象限 → 内下象限 → 内上象限。 **技能二：母乳不足的手法处理** 1. 热敷震颤。 把毛巾放入 50~70 ℃ 的温水中浸泡后拧干水分，敷前用手腕测试一下水温，将毛巾呈环形敷贴于乳房，避开乳头乳晕；温敷的同时双手全掌贴合于乳房做震颤法；双手感觉毛巾温度有变凉趋势需更换毛巾（约 2~3 次），温敷时间共计 10 分钟。 	时间选在餐后半小时到 1 小时，产妇穿宽松舒适衣服，排空大小便，解松发带和腹带。 双手全掌贴合乳房作连续不断的有节律的颤动，使乳房部位发生幅度很小而速度较快的振动。 用力要由轻到重，稳而持续，使刺激充分达到机体组织的深部。在结束时，不宜突然放松，应当慢慢地减轻按压的力量。点按穴位依照"揉三进三停三出三"进行，按3遍，注意保暖。

续表

项目	实施步骤	说明
操作	2. 点穴指按法。 用手指（拇指、食指、中指）的指端或螺纹面垂直向下按压。 （1）膻中：胸前第 4 肋间隙与前正中线之交点。 （2）玉堂：位于胸部，当前正中线上，平第 3 肋间隙，在胸骨体中点。 （3）灵墟：第 3 肋间隙，前正中线旁开 2 寸。 （4）神封：第 4 肋间隙，前正中线旁开 2 寸。 （5）屋翳：第 2 肋间隙，距前正中线 4 寸，乳头上方。 （6）膺窗：第 3 肋间隙，距前正中线 4 寸。 （7）乳根：乳头直下，乳房根部，第 5 肋间隙。 （8）天池：当第 4 肋间隙，乳头外 1 寸，前正中线旁开 5 寸。 （9）中脘：在上腹部，前正中线上，当脐中上 4 寸。 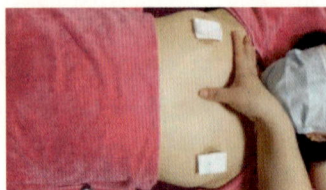 3. 挤奶。 一手从外侧托起乳房，另一手用拇指、食指相对分别放在距乳头根部外侧 1~2 公分处，向胸壁方向轻轻下压、前挤、放松，压力作用于乳晕下方的乳窦上，反复按各乳腺管分布方向依次挤压，挤压输乳管窦周围的奶水（如感觉产妇乳房皮肤干燥，可涂抹介质油，避免反复挤压造成乳头皮肤破损）。 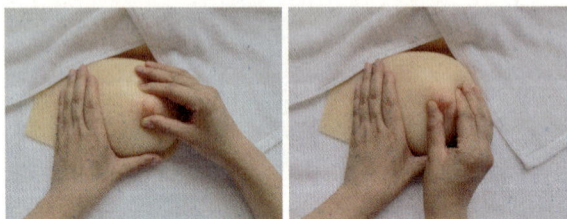 4. 太极摩法。 向上向内转，腕关节微背伸，所有手指自然伸直，将手掌掌面贴于乳房皮肤上，以前臂和腕的协调运动，带动手掌在乳房部位作顺时针方向或逆时针方向的环旋摩动。按摩右侧乳房时，右手为主力手；按摩左侧乳房时，左手为主力手。 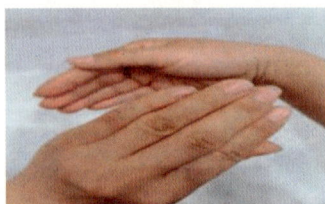	在整个操作的过程中，挤奶和太极摩法可重复操作，保证整个乳房湿润，不得干涩，以免产妇产生不适感。 太极摩法主要是放松乳房，涂匀乳汁；采用太极摩法时需双手多面积接触皮肤，以乳头为中心同一方向进行环形的有节律地进行。

项目	实施步骤	说明
操作	5. 梳法。 手指指腹从乳房基底部向乳晕方向梳乳房 3 圈。 6. "米"字揉三通一。 一只手从外侧向上托起乳房，另一只手运用指揉法，食指、中指、无名指同时从乳头根部到乳房基底部，沿乳腺管方向呈"米"字线施以 8 个方向的单向指揉法，做环旋揉动，每次"揉三通一"后都要挤奶。 7. "米"字平行直推。 配合挤奶手法，双手环握乳房，全掌伏贴乳房，从外侧开始运用两拇指螺纹面横向从乳房基底部到乳头呈"米"字线交替平行直推，对侧用拇指固定乳房，其余四指螺纹面交替平行直推；每个方向 3~5 次。 8. "米"字通乳。 左手"C"形扶持乳房，一只手的大拇指螺纹面与另一只手的四指从乳房基底部向乳头推挤，拇指对另一手食指根 45° 角呈"米"字线通乳，每个方向 3~5 次。 	注意事项： 1. 可根据产妇个人情况重复以上手法或着重某重点部位的手法的加减。 2. 动作轻柔，减少产妇不适。 3. 做好沟通，缓解产妇紧张情绪。 4. 注意保护产妇隐私，注意保暖。 5. 做好母乳喂养的健康宣教，按需喂养。 6. 注意力度要轻柔，手法要达到有力、持久、均匀、柔和、渗透 5 个基本要求。

项目	实施步骤	说明
操作	9. 热敷乳房同时点穴。 （1）足三里：在小腿前外侧，当犊鼻下 3 寸，距胫骨前缘一横指。 （2）中脘：在上腹部，前正中线上，当脐上 4 寸。 （3）关元：在下腹部，前正中线上，当脐下 3 寸。 （4）气海：在下腹部正中线上，当脐下 1.5 寸。 （5）脾俞：在背部，当第 11 胸椎棘突下，旁开 1.5 寸。 （6）胃俞：在脊柱区，第 12 胸椎棘突下，后正中线旁开 1.5 寸。 **技能二：吸奶器辅助** 如果手法处理后乳汁仍排出不畅，可使用吸奶器辅助吸奶。使用吸奶器时，选择合适的吸力，避免过度吸吮导致乳头疼痛或损伤。每次吸奶时间不宜过长，一般以 10~15 分钟为宜。 1. 清洁乳房及周围皮肤。热毛巾依次从乳头开始清洁直至乳房基底部，清洁完整个乳房再清洁乳房周围皮肤，盖好浴巾保暖。 2. 按照同样的手法流程，操作另一侧乳房。 **技能三：哺乳指导** 1. 哺乳姿势：根据产妇的身体状况和舒适度，选择合适的哺乳姿势（如摇篮式、交叉式、橄榄球式等），确保婴儿含接正确，避免乳头疼痛和乳腺管堵塞。 2. 哺乳频率：鼓励产妇按需哺乳，增加哺乳次数，可刺激乳腺分泌更多的乳汁。一般建议新生儿每天哺乳 8~12 次。 3. 饮食调理：指导产妇多食用富含蛋白质、钙、维生素的食物，如猪蹄汤、鲫鱼汤、鸡汤等，同时保持充足的水分摄入，避免过度劳累和精神压力。 4. 心理支持：安慰产妇，消除其焦虑情绪，帮助其树立母乳喂养的信心。良好的心理状态有助于乳汁分泌。	热敷乳房的同时进行点穴，毛巾温度 50~70 ℃，避开乳头和乳晕。水温不能过热，以免烫伤皮肤。
整理	1. 协助产妇穿好衣服，取舒适姿势休息。 2. 整理用物，清洁双手。 3. 记录手法处理过程及效果。	

Ⅴ 任务评价

一、评价维度

（1）知识掌握：理论测试，母乳喂养不足相关知识正确率 ≥ 90%。

（2）技能操作：情景模拟，手法处理操作流程规范，效果明显。

（3）沟通能力：角色扮演，能有效与产妇沟通，产妇满意度 ≥ 80%。

（4）专业素养：过程性评价，关爱产妇，体现专业伦理。

二、评价标准

（1）知识掌握：理论测试成绩达到90分以上。

（2）技能操作：手法处理操作规范，乳房按摩、热敷、吸奶器使用等步骤准确无误，产妇乳房充盈度改善，乳汁排出通畅。

（3）沟通能力：与产妇沟通顺畅，能准确解答产妇疑问，产妇对指导内容满意。

（4）专业素养：在整个操作过程中，尊重产妇，态度和蔼，操作轻柔，符合职业道德规范。

📖 知识拓展

母乳喂养不足的常见原因及改善方法

1. 生理因素。①乳腺发育不良：可通过按摩、吸奶器辅助等方式刺激乳腺发育，同时配合中药调理。②内分泌失调：保持良好的生活习惯，避免熬夜和过度劳累，必要时可在医生指导下进行内分泌调节。

2. 心理因素。①焦虑、紧张：心理疏导是关键，家人和医护人员应给予产妇充分的理解和支持，帮助其缓解焦虑情绪。②抑郁情绪：及时发现并干预产后抑郁，必要时进行心理治疗或药物治疗。

3. 哺乳技巧问题。①哺乳姿势不正确：指导产妇掌握正确的哺乳姿势和含接技巧，确保婴儿能够充分吸吮。②哺乳频率不足：鼓励产妇按需哺乳，增加哺乳频率，刺激乳腺分泌更多乳汁。

4. 营养因素。①营养不良：合理调整饮食结构，增加富含营养的食物摄入，必要时可在医生指导下补充营养素。②水分摄入不足：鼓励产妇多喝水，每天至少饮用1500~2000 mL 的水，同时可适当饮用汤水，如猪蹄汤、鲫鱼汤等，既能补充水分，又能增加营养。

任务三　产妇堵奶手法处理

📖 任务背景

产妇赵某，29 岁，初产妇，顺产术后 2 天。分娩情况：孕 41 周，体重 3.6 kg 男婴，Apgar 评分 9 分。既往史：无乳房疾病史，孕期有参加母乳喂养知识培训。产妇主诉：产后第 2 天，右侧乳房胀痛，触摸有硬块，哺乳时疼痛明显，担心堵奶会影响哺乳。观察发现：右侧乳房外上象限有硬块，皮肤发红，乳头无异常，婴儿吸吮后哭闹，产妇表情痛苦，哺乳姿势不正确。

任务：请为赵女士疏通乳腺管，缓解堵奶症状，并指导正确的哺乳姿势。

📖 任务目标

知识目标

1. 掌握产后堵奶的常见原因及临床表现。
2. 熟悉乳房解剖结构及乳汁排出的生理机制。
3. 了解产后堵奶的预防措施及护理要点。

技能目标

1. 能准确评估产后堵奶的情况。
2. 能熟练运用手法处理产后堵奶。
3. 能为产妇提供有针对性的护理建议和心理支持。

素质目标

1. 服务意识强，遵守职业道德。
2. 具有一定的协调与沟通能力，善于与产妇及其家属沟通。
3. 操作中关心、保护哺乳期的妇女，关爱产妇身心健康。

📖 任务分析

一、任务描述

产后堵奶是哺乳期常见的问题之一，通常表现为乳房胀痛、硬块、哺乳时疼痛，严重时可导致乳腺炎。产后堵奶可能由多种因素引起，如哺乳姿势不正确、乳汁分泌过多、婴儿吸吮不足、乳腺管堵塞等。通过手法处理可以有效缓解乳房胀痛，疏通乳腺管，预防乳腺炎的发生。

二、任务要求

本任务要求掌握产后堵奶的常见原因及临床表现，熟悉乳房解剖结构及乳汁排出的生理机制，能够根据产妇的具体情况，运用手法处理疏通乳腺管，缓解乳房胀痛，同时给予产妇正确的哺乳指导和心理支持，预防乳腺炎的发生。

任务实施

产后堵奶的手法处理实施步骤及说明见表3.3。

表 3.3　产后堵奶的手法处理实施步骤及说明

项目	实施步骤	说明
评估	1. 环境条件：安静、舒适、温度适宜（24~26 ℃），湿度50%~60%，避免强光直射。 2. 物品准备：清洁毛巾、温开水、按摩油、乳头护理霜、吸奶器（备用）。 3. 母婴评估： （1）产妇：生命体征、乳房状况（胀痛程度、硬块位置、皮肤颜色）、乳头情况（有无皲裂、凹陷）、心理状态。 （2）婴儿：出生情况、体重增长情况、吸吮能力、排便情况。 4. 自身准备：着装干净整洁，七步洗手法清洁双手。	环境应舒适，使产妇心情放松。
沟通	1. 与产妇核对相关信息。 2. 了解产妇对哺乳的期望和担忧，解释产后堵奶的常见原因及改善方法。 3. 说明手法处理的目的、过程及注意事项，取得产妇的配合。	尊重产妇，态度和蔼，语气温柔。
操作	1. 环境准备：确保环境安静、舒适，温度、湿度适宜。 2.产妇准备：指导产妇排空膀胱，协助产妇取仰卧位，暴露胸腹部，盖好毛巾，全身放松。产妇一侧手臂外展，显露同侧乳房及腋窝。清洁双手，用温湿毛巾清洁乳房及乳头（准备38~40 ℃的温水沾湿毛巾，环形擦拭乳头、乳晕至整个乳房）。 **技能一：触诊** 评估乳房有无乳腺增生、结节及肿块等。一手从外侧向上托起乳房，另一只手运用三指从外上 → 外下 → 内下 → 内上四个象限从乳房基底部呈环形一圈一圈向上触到乳晕区，进行滑行触诊。触诊顺序：外上象限 → 外下象限 → 内下象限 → 内上象限。	食指、中指、无名指三指必须弯起来成一个弧度，用指腹由浅到深地深压，做滑动触诊。触摸到肿块处要轻柔，不能深压，以免产妇疼痛。

项目	实施步骤	说明
操作	 **技能二：产后堵奶的手法处理** 1. 温敷震颤。 毛巾放入 38~40 ℃ 的温水中浸泡后拧干水分，敷前用手腕测试一下水温，将毛巾呈环形敷贴于乳房，避开乳头、乳晕；温敷的同时双手全掌贴合于乳房做震颤法；双手感觉毛巾温度有变凉趋势需更换毛巾（约 2~3 次），温敷时间共计 10 分钟。 2. 挤奶。 一只手从外侧托起乳房，另一只手拇指、食指相对分别放在距乳头根部外侧 1~2 cm 处，向胸壁方向轻轻向下压，相对挤压，放松，压力作用于乳晕下方的乳窦上，反复按各乳腺管分布方向依次挤压。 3. 太极摩法。 向上向内转，腕关节微背伸，所有手指自然伸直，将手掌掌面贴于乳房皮肤上，以前臂和腕的协调运动，带动手掌在乳房部位作顺时针方向或逆时针方向的环旋摩动。按摩右侧乳房时，右手为主力手；按摩左侧乳房时，左手为主力手。 	双手全掌贴合乳房作连续不断的有节律的颤动，使乳房部位发生幅度很小而速度较快的振动。 注意事项： 1. 可根据产妇个人情况重复以上手法或着重某重点部位的手法的加减。 2. 动作轻柔，减少产妇不适。 3. 做好沟通，缓解产妇紧张情绪。 4. 注意保护产妇隐私，注意保暖。 5. 做好母乳喂养的健康宣教，按需喂养。 6. 注意力度要轻柔，手法要达到有力、持久、均匀、柔和、渗透 5 个基本要求。

项目	实施步骤	说明
操作	4. 梳法。 手指指腹从乳房基底部向乳晕方向梳乳房 3 圈。 5. "米"字揉三通一。 一只手从外侧向上托起乳房，另一只手运用指揉法，食指、中指、无名指同时从乳头根部到乳房基底部，沿乳腺管方向呈"米"字线施以 8 个方向的单向指揉法，做环旋揉动，每次"揉三通一"后都要挤奶。 6. "米"字平行直推。 配合挤奶手法，双手环握乳房，全掌伏贴乳房，从外侧开始运用两拇指螺纹面横向从乳房基底部到乳头呈"米"字线交替平行直推，对侧用拇指固定乳房其余四指螺纹面交替平行直推；每个方向 3~5 次。 7. "米"字通乳。 左手"C"形扶持乳房，一只手的大拇指螺纹面与另一只手的四指从乳房基底部向乳头推挤，拇指对另一手食指根 45° 角，呈"米"字线通乳，每个方向 3~5 次。 8. 针对局部组合手法。 针对局部肿块采用组合手法：挤奶、太极摩法、梳法、"米"字揉三通一、"米"字平行直推、"米"字通乳手法结合一起针对肿块处不断重复操作。	

项目	实施步骤	说明
操作	**技能三：乳头刺激** 用手指轻轻捏住乳头，轻轻向外牵拉，每次牵拉 5~10 次，重复 3 次。此动作可刺激乳头，促进乳汁排出。 **技能四：吸奶器辅助** 如果手法处理后乳汁仍排出不畅，可使用吸奶器辅助吸奶。使用吸奶器时，选择合适的吸力，避免过度吸吮导致乳头疼痛或损伤。每次吸奶时间不宜过长，一般以 10~15 分钟为宜。 1.清洁乳房及周围皮肤。热毛巾依次从乳头开始清洁直至乳房基底部，清洁完整个乳房再清洁乳房周围皮肤，盖好浴巾保暖。 2.按照同样的手法流程，操作另一侧乳房。 **技能五：点穴** （1）中府：位于胸前壁外上方，前正中线旁开 6 寸，平第 1 肋间隙处。 （2）肩井：在肩上，前直乳中，当大椎穴与肩峰端连线的中点上。 （3）天池：当第 4 肋间隙，乳头外 1 寸，前正中线旁开 5 寸。 （4）屋翳：当第 2 肋间隙，距前正中线 4 寸。 **技能六：哺乳指导** 1.哺乳姿势：根据产妇的身体状况和舒适度，选择合适的哺乳姿势（如摇篮式、交叉式、橄榄球式等），确保婴儿含接正确，避免乳头疼痛和乳腺管堵塞。 2.哺乳频率：鼓励产妇按需哺乳，增加哺乳次数，可刺激乳腺分泌更多的乳汁，同时也有助于疏通乳腺管。一般建议新生儿每天哺乳 8~12 次。 3.饮食调理：指导产妇多食用富含蛋白质、钙、维生素的食物，如猪蹄汤、鲫鱼汤、鸡汤等，同时保持充足的水分摄入，避免过度劳累和精神压力。 4.心理支持：安慰产妇，消除其焦虑情绪，帮助其树立母乳喂养的信心。良好的心理状态有助于乳汁分泌和乳腺管通畅。	
整理	1.协助产妇整理衣物，取舒适卧位休息。 2.整理用物，清洁双手。 3.记录手法处理过程及效果。	

📋 任务评价

一、评价维度

（1）知识掌握：理论测试，产后堵奶相关知识正确率 ≥ 90%。

（2）技能操作：情景模拟，手法处理操作流程规范，效果明显。

（3）沟通能力：角色扮演，能有效与产妇沟通，产妇满意度 ≥ 80%。

（4）专业素养：过程性评价，关爱产妇，体现专业伦理。

二、评价标准

（1）知识掌握：理论测试成绩达到 90 分以上。

（2）技能操作：手法处理操作规范，乳房按摩、热敷、吸奶器使用等步骤准确无误，产妇乳房胀痛缓解，硬块消失或缩小。

（3）沟通能力：与产妇沟通顺畅，能准确解答产妇疑问，产妇对指导内容满意。

（4）专业素养：在整个操作过程中，尊重产妇，态度和蔼，操作轻柔，符合职业道德规范。

📖 知识拓展

产后堵奶的常见原因及预防措施

1. 哺乳姿势不正确。不正确的哺乳姿势可能导致婴儿含接不良，吸吮效率低，乳汁不能充分排出，从而导致乳腺管堵塞。指导产妇掌握正确的哺乳姿势和含接技巧，确保婴儿能够充分吸吮，是预防产后堵奶的重要措施。

2. 乳汁分泌过多。部分产妇乳汁分泌旺盛，婴儿不能及时吸吮完，多余的乳汁堆积在乳腺管内，容易导致堵塞。建议产妇按需哺乳，增加哺乳次数，必要时可使用吸奶器将多余的乳汁排出。

3. 婴儿吸吮不足。婴儿吸吮次数过少或吸吮时间过短，不能有效刺激乳腺分泌和乳汁排出，容易导致乳腺管堵塞。鼓励产妇按需哺乳，增加哺乳频率，确保婴儿充分吸吮。

4. 乳腺管堵塞。乳腺管内可能存在异物或分泌物堆积，导致乳腺管堵塞。定期进行乳房按摩，促进乳汁排出，可有效预防乳腺管堵塞。

5. 心理因素。产后焦虑、紧张等不良情绪会影响催乳素分泌，导致乳汁分泌减少或乳腺管堵塞。心理疏导是关键，家人和医护人员应给予产妇充分的理解和支持，帮助其缓解焦虑情绪。

6. 营养因素。产妇营养摄入不足，尤其是蛋白质、钙、维生素等营养素缺乏，会影响乳汁的质量和数量，导致乳汁分泌不畅。合理调整饮食结构，增加富含营养的食物摄入，可有效预防产后堵奶。

项目四　腹部恢复

任务一　产后腹直肌分离评估

任务背景

产妇陈某，31 岁，初产妇，剖宫产术后 42 天。分娩情况：孕 40 周，体重 3.8 kg 男婴，Apgar 评分 10 分。既往史：无腹部手术史，孕期体重增加 15 kg。产妇主诉：产后腹部松弛，感觉腹部肌肉无力，担心腹直肌分离问题。观察发现：腹部膨隆，脐部上方、脐部、脐部下方腹直肌间距明显增宽，产妇在进行腹部肌肉收缩时感到困难，且存在轻度下背痛，影响日常活动。

任务：为促进陈女士产后腹部肌肉群的恢复，请你对陈女士进行腹直肌分离评估。

任务目标

知识目标

1. 掌握产后腹直肌分离的定义及临床表现。
2. 熟悉腹直肌分离的评估方法及分级标准。
3. 了解产后腹直肌分离对产妇身体功能的影响。

能力目标

1. 能准确评估产后腹直肌分离的程度。
2. 能运用合适的评估工具进行腹直肌分离的量化评估。
3. 能根据评估结果为产妇提供针对性的康复建议。

素质目标

1. 服务意识强，遵守职业道德。
2. 具有一定的协调与沟通能力，善于与产妇及其家属沟通。
3. 尊重产妇，关爱产妇身心健康。

📖 任务分析

一、任务描述

产后腹直肌分离（DRA）是指左右两侧腹直肌在腹白线处的距离异常增大，在产后较为常见。当两腹直肌内缘的距离超过 2.0 cm 时，即可诊断为 DRA。其影响因素如下。

（1）孕期因素：孕期体重增加、胎儿过大或双胎妊娠、激素水平变化（如松弛素、孕酮和雌激素水平升高）等均可能导致腹直肌分离。

（2）分娩方式：剖宫产术后的产妇腹直肌分离发生率较高，可能与手术切口对腹部肌肉的牵拉及术后腹压改变有关。

（3）个体差异：产妇年龄、BMI、盆底肌功能等因素也会影响腹直肌分离的发生及严重程度。

产后腹直肌分离是产后常见的身体问题之一，通常表现为腹部肌肉松弛、腹直肌间距增宽，可能导致腹部核心力量减弱、下背痛等问题。腹直肌分离的评估是产后康复的重要环节，通过准确的评估可以为产妇制订个性化的康复方案，促进身体恢复。

二、任务要求

本任务要求掌握产后腹直肌分离的定义、影响因素及评估方法，熟悉腹直肌分离的分级标准，能够根据产妇的具体情况，运用合适的评估工具进行量化评估，同时给予产妇正确的康复指导和心理支持。

📱 任务实施

产后腹直肌分离评估实施步骤及说明见表 4.1。

表 4.1　产后腹直肌分离评估实施步骤及说明

项目	实施步骤	说明
评估	1. 环境条件：安静、舒适、温度适宜（24~26 ℃），湿度 50%~60%，避免强光直射。 2. 物品准备：软尺、超声检查设备（如有）、记录本、签字笔。 3. 产妇评估： （1）基本信息：年龄、孕期体重增加情况、分娩方式、产后时间。 （2）身体状况：腹部膨隆程度、腹部皮肤弹性、是否存在下背痛。 （3）心理状态：对产后身体恢复的担忧程度、康复意愿。 4. 自身准备：着装干净整洁，七步洗手法清洁双手。	物品根据产妇具体情况选择。

项目	实施步骤	说明
沟通	1. 与产妇核对相关信息。 2. 了解产妇对产后身体恢复的期望和担忧，解释腹直肌分离的常见原因及评估目的。 3. 说明评估过程及注意事项，取得产妇的配合。	尊重产妇，态度和蔼，语气温柔。
操作	1. 环境准备：确保环境安静、舒适，温度、湿度适宜。 2. 产妇准备：指导产妇排空膀胱，取仰卧位，双腿屈曲，双手放于身体两侧。 **技能一：评估** 1. 视觉评估：观察产妇腹部外形，是否有腹部膨隆、腹直肌间距增宽等情况。 2. 触诊评估：用手指轻轻按压腹直肌两侧，感受腹直肌的紧张度和间距。常采用 5 点测量法，具体方法如下。 （1）测量脐中：产后恢复师把手放在产妇腹部脐中，指尖并拢，手指尖垂直对准脐中，让产妇吐气并将头肩慢慢抬起（收紧腹肌），然后指尖往腹部下压，如中间出现沟，此沟即为腹直肌分离位置。通过软尺测量，记录相应的厘米数，精确到小数点后 1 位。 （2）测量上腹直肌：取脐上 4.5 cm 处，测量腹直肌分离程度，方法同上。 （3）测量下腹直肌：取脐下 4.5 cm 处，测量腹直肌分离程度，方法同上。 （4）测量腹直肌起点：在腹直肌的起点（即耻骨联合上缘）测量腹直肌分离程度，方法同上。 （5）测量腹直肌止点：在腹直肌的止点（即第 5~7 肋软骨前和胸骨剑突部）测量腹直肌分离程度，方法同上。 **技能二：自我检测** 1. 指导产妇取仰卧，双腿弯曲，露出腹部，右手食指和中指在脐中垂直探按腹部，身体放松，检查其分离情况。 2. 指导产妇将上身抬起至肩部离开床面，产妇手部可感觉到两侧腹肌向中间挤压手指（可触摸到两侧条索状边缘）。如果感觉不到挤压，则把手指向两边挪动，直至找到紧张的肌肉。 3. 用手指测量两侧肌肉的距离，即为分离的距离。 4. 用同样的办法分别在脐上、脐下 4.5 cm 处测量。 **技能三：测量腹直肌间距** 1. 软尺测量法：使用软尺测量脐部上方、脐部、脐部下方腹直肌间距。测量时，让产妇进行腹部肌肉收缩，记录收缩前后的间距变化。	腹直肌分离宽度的判断标准如下。 正常范围：产后女性或长期腹压增高者（如肥胖、慢性咳嗽），分离宽度 ≤ 2 指（约 2.7 cm）属于生理性分离，可能自然恢复。 异常标准：≥ 2 指（尤其是超过 3 cm）且伴随功能异常（如腹部无力、内脏下垂等）时，诊断为病理性腹直肌分离。 分级参考如下。 轻度：测量距离为 2~3 指（2.7~4.0 cm）。 中度：测量距离为 3~4 指（4.0~5.5 cm）。 重度：测量距离 >4 指（>5.5 cm）。

项目	实施步骤	说明
操作	2.超声检查法（如有条件）：使用超声检查设备测量腹直肌间距，可更准确地评估腹直肌分离程度。 **技能四：腹部肌群肌力评估** 产妇平躺仰卧，双腿屈曲，腹部用力，双手抱头后使头部、胸部抬起（仰卧起坐式），阻力施加在双肩。进行腹部肌群肌力分级评估。 **技能五：记录、分析，制订恢复训练方案** 记录腹直肌间距测量值、分级结果、产妇主诉症状等信息，并告知产妇评估结果。根据评估结果进行分析，定制个性化恢复训练方案。	腹部肌群肌力分级参考如下。 0级：未触及腹部肌肉收缩。 1级：能触诊到腹部肌肉活动。 2级：能抬起头部，不能对抗重力。 3级：能抬起头部及肩胛部。 4级：能抬起头部及肩胛骨，并能对抗部分阻力。 5级：能抬起头部及肩胛骨，并能对抗较大的阻力。
整理	1.协助产妇整理衣物，取舒适卧位休息。 2.整理用物，清洁双手。 3.记录评估结果。	做好相应记录。

▼ 任务评价

一、评价维度

（1）知识掌握：理论测试，产后腹直肌分离相关知识正确率≥90%。

（2）技能操作：情景模拟，腹直肌分离评估操作流程规范，测量准确。

（3）沟通能力：角色扮演，能有效与产妇沟通，产妇满意度≥80%。

（4）专业素养：过程性评价，关爱产妇，体现专业伦理。

二、评价标准

（1）知识掌握：理论测试成绩达到90分以上。

（2）技能操作：评估操作规范，手指触诊、软尺测量、超声检查（如有条件）等步骤准确无误，测量结果准确。

（3）沟通能力：与产妇沟通顺畅，能准确解答产妇疑问，产妇对评估过程满意。

（4）专业素养：在整个评估过程中，尊重产妇，态度和蔼，操作轻柔，符合职业道德规范。

产后腹直肌分离的康复建议

1.手法调理：通过专业的按摩和推拿手法，促进腹部血液循环，激活深层核心肌群，帮助腹直肌向中线靠拢，缩小腹直肌间距。

2.腹式呼吸训练：有助于激活腹横肌，增强腹部核心力量。产妇可通过深吸气使腹部鼓起，呼气时腹部收缩，每天坚持训练10~15分钟，可有效改善腹直肌分离情况。

3.低频电刺激：通过生物刺激反馈仪，促进腹部肌肉收缩，增强肌肉力量，缩小腹直肌间距。研究表明，低频电刺激结合核心稳定性训练可显著改善产后腹直肌分离症状，减少腰围和腹围，加速产后身体恢复。

4.运动康复训练：包括臀桥、深蹲、侧向深蹲等动作，可增强腹部及核心肌群的力量，改善身体姿态，减轻下背痛。例如，臀桥练习可有效激活臀部及腹部肌肉，促进腹直肌分离的恢复。

5.饮食与生活习惯改善：产妇应保持营养均衡，避免高糖高脂食物，减少腹部脂肪堆积。同时，保持正确的坐姿、站姿和行走姿势，避免重体力劳动，有助于减轻腹直肌分离症状。

任务二 产后腹直肌分离调理

任务背景

产妇李某，28岁，初产妇，顺产术后42天。分娩情况：孕40周，体重3.4 kg男婴，Apgar评分10分。既往史：无腹部手术史，孕期体重增加14 kg。产妇主诉：产后腹部明显松弛，感觉腹部肌肉无力，担心腹直肌分离问题。检查发现：腹部膨隆，脐部上方、脐部、脐部下方腹直肌分离宽度约3.5 cm，且存在轻度下背痛，影响日常活动。

任务：为促进李女士产后腹直肌恢复，请你为李女士进行腹直肌分离调理。

任务目标

知识目标

1. 掌握产后腹直肌分离的定义、临床表现及影响因素。
2. 熟悉腹直肌分离的调理方法，包括手法调理、腹式呼吸训练、低频电刺激等。
3. 了解产后腹直肌分离调理的重要性。

能力目标

1. 能准确评估产后腹直肌分离的程度。
2. 能熟练运用多种调理方法进行腹直肌分离的康复训练。
3. 能为产妇提供个性化的调理方案和康复指导。

素养目标

1. 服务意识强，遵守职业道德。
2. 具有一定的协调与沟通能力，善于与产妇及其家属沟通。
3. 尊重产妇，关爱产妇身心健康。

任务分析

一、任务描述

腹白线是连接两侧腹直肌的纤维组织，妊娠期间，随着子宫的增大，腹壁压力增加，腹直肌被拉伸，导致腹白线变薄、变宽，两侧腹直肌逐渐分离。产后腹直肌分离的临床表现如下。

（1）腹部松弛膨隆：产后腹部外观仍然显得较大，即使体重恢复正常，腹部仍可能呈现"鼓起"的状态。

（2）腹肌力量减弱：患者可能会感到腹部肌肉无力，难以完成一些需要核心力量的动作，如仰卧起坐。

（3）腰背痛：腹直肌分离导致核心稳定性下降，可能会引起腰背痛。

（4）盆底功能障碍：部分患者可能会出现盆底功能障碍，如压力性尿失禁。

产后腹直肌分离的调理是产后康复的重要环节，通过科学的康复训练和生活方式调整，可以有效改善腹直肌分离情况，促进产妇身体恢复。

二、任务要求

本任务要求掌握产后腹直肌分离的临床表现，熟悉调理方法及康复训练要点，能够根据产妇的具体情况，制订个性化的调理方案，同时给予产妇正确的康复指导和心理支持。

任务实施

产后腹直肌分离调理实施步骤及说明见表4.2。

表4.2 产后腹直肌分离调理实施步骤及说明

项目	实施步骤	说明
评估	1. 环境条件：安静、舒适、温度适宜（24~26 ℃），湿度50%~60%，避免强光直射。 2. 物品准备：软尺、超声检查设备（如有）、记录本、签字笔。 3. 产妇评估： （1）基本信息：年龄、孕期体重增加情况、分娩方式、产后时间。 （2）身体状况：腹部膨隆程度、腹部皮肤弹性、是否存在下背痛。 （3）心理状态：对产后身体恢复的担忧程度、康复意愿。 4. 自身准备：着装干净整洁，七步洗手法清洁双手。	选择适合产妇的轻音乐。 物品根据产妇具体情况选择。
沟通	1. 与产妇核对相关信息。 2. 了解产妇对产后身体恢复的期望和担忧，解释腹直肌分离的常见原因及调理目的。 3. 说明调理过程及注意事项，取得产妇的配合。	尊重产妇，态度和蔼，语气温柔。
操作	1. 环境准备：确保环境安静、舒适，温度、湿度适宜。 2. 产妇准备：指导产妇排空膀胱，取仰卧位，双腿屈曲，双手放于身体两侧。 3. 评估腹直肌分离程度：评估方法和步骤详见产后腹直肌分离评估。 4. 进行腹直肌分离调理。 **技能一：手法调理** 1. 松解腰背部肌肉。 沿腰部脊柱两旁及骨盆上缘松解腰背部肌肉。	

项目	实施步骤	说明
操作	2. 激活腹横肌。 让产妇仰卧。操作者站在被操作者的一侧，面向腹部，双手掌交替向肚脐方向牵拉 10 次，停留 10 秒，重复操作 3 次，再换另一侧重复操作。 3. 松解腹内外斜肌。 操作者站在产妇体侧，以肚脐为中心，上下左右划"米"字向中心推腹部筋膜。 4. 腹直肌闭合。 从剑突部开始，操作者用两手把两侧腹直肌向中间对合挤压，从上到下每个部位停留 30 秒，操作到耻骨联合为止。 **技能二：腹式呼吸训练** 指导产妇仰卧，全身放松。用鼻吸气，吸气时让肚子鼓起来。呼气时尽量向内收缩腹部，感觉肚脐朝着脊柱和后背靠。等气吐尽后，停顿 3~5 秒，再次重复这个动作。 **技能三：低频电刺激** 1. 开启电源。 输出旋钮归置零位，产妇取舒适姿势，暴露施治部位，冬季应注意保暖，注意保护被操作者隐私。 2. 放置电极。 选好电极，确定放置方法。 将两对方形电极片分别放置于腹部正中线两侧 2 cm（四片电极片内侧缘距离腹部正中线 2 cm），脐上两片电极片的下缘距离脐 2 cm，脐下两片电极片的上缘距离脐 2 cm。 A 通道　　B 通道 3. 调节电流。 缓慢增加电流，至产妇最大耐受量为止。治疗中根据产妇适应程度，可逐渐增减电流强度，至产妇最大耐受量。 4. 关闭电源。 治疗完毕，缓慢将电流降至零位，关闭电源，取下电极板，整理好设备，摆放整齐，擦拭干净，备用。	手法调理过程中应注意手法轻柔，避免用力过猛导致产妇不适。过程中要注意观察产妇的反应，如有不适，应立即调整手法。 腹式呼吸训练时保持呼吸均匀，避免用力过猛导致腹部肌肉紧张。可以结合手法调理中的腹横肌激活训练，效果更佳。 低频电刺激注意事项： 1. 治疗过程中要注意观察产妇的反应，确保产妇舒适且无不适感。 2. 低频电刺激应在专业医护人员的指导下进行，避免自行操作导致意外。 3. 对于皮肤敏感或有伤口的产妇，应适当调整电极片的位置，避免刺激伤口。
整理	1. 协助产妇整理衣物，取舒适卧位休息。 2. 整理用物，清洁双手。 3. 记录调理结果。	

任务评价

一、评价维度

（1）知识掌握：理论测试，产后腹直肌分离手法及仪器调理相关知识正确率 ≥ 90%。

（2）技能操作：情景模拟，腹直肌分离手法及仪器调理操作流程规范，测量准确。

（3）沟通能力：角色扮演，能有效与产妇沟通，产妇满意度 ≥ 80%。

（4）专业素养：过程性评价，关爱产妇，体现专业伦理。

二、评价标准

（1）知识掌握：理论测试成绩达到 90 分以上。

（2）技能操作：手法及仪器操作规范，步骤准确无误。

（3）沟通能力：与产妇沟通顺畅，能准确解答产妇疑问，产妇对评估过程满意。

（4）专业素养：在整个评估过程中，尊重产妇，态度和蔼，操作轻柔，符合职业道德规范。

知识拓展

预防产后腹直肌分离的建议

1. 孕期合理控制体重：避免孕期体重过度增加，减轻腹部负担。

2. 孕期适当锻炼：进行适当的孕期运动，如孕妇瑜伽、散步等，增强腹部肌肉力量。

3. 产后及时进行康复训练：产后 42 天开始进行腹直肌分离评估及康复训练，避免延误恢复时机。

任务三 产后腹直肌分离运动训练指导

📖 任务背景

产妇陈某，29岁，初产妇，顺产术后42天。分娩情况：孕40周，体重3.6 kg女婴，Apgar评分10分。既往史：无腹部手术史，孕期体重增加15 kg。产妇主诉：产后腹部松弛，感觉腹部肌肉无力，担心腹直肌分离问题。观察发现：腹部膨隆，脐部上方、脐部、脐部下方腹直肌间距明显增宽，产妇在进行腹部肌肉收缩时感到困难，且存在轻度下背痛，影响日常活动。

任务：为改善陈女士腹直肌分离情况，请指导陈女士进行腹直肌分离的运动锻炼。

📖 任务目标

知识目标

1. 掌握产后腹直肌分离运动训练的方法。
2. 熟悉产后腹直肌分离运动训练的基本原理。
3. 了解产后腹直肌分离运动训练的重要性及注意事项。

能力目标

1. 能准确评估产后腹直肌分离的程度。
2. 能熟练指导产妇进行腹直肌分离运动训练。
3. 能根据产妇的具体情况，制订个性化的运动训练方案。

素质目标

1. 服务意识强，遵守职业道德。
2. 具有一定的协调与沟通能力，善于与产妇及其家属沟通。
3. 尊重产妇，关爱产妇身心健康。

📖 任务分析

一、任务描述

产后腹直肌分离是产后常见的身体问题之一。运动训练是产后腹直肌分离康复的重要手段之一，通过科学的运动训练，可以有效改善腹直肌分离情况，促进产妇身体恢复。

二、任务要求

本任务要求熟悉运动训练的基本原理和方法，能够根据产妇的具体情况，制订个性化的运动训练方案，同时给予产妇正确的康复指导和心理支持。

任务实施

产后腹直肌分离运动训练指导实施步骤及说明见表4.3。

表4.3 产后腹直肌分离运动训练指导实施步骤及说明

项目	实施步骤	说明
评估	1. 环境条件：安静、舒适、温度适宜（24~26℃），湿度50%~60%，避免强光直射。 2. 物品准备：软尺、瑜伽垫、健身球、弹力带、记录本、签字笔。 3. 产妇评估： （1）基本信息：年龄、孕期体重增加情况、分娩方式、产后时间。 （2）身体状况：腹部膨隆程度、腹部皮肤弹性、是否存在下背痛。 （3）心理状态：对产后身体恢复的担忧程度、康复意愿。 （4）自身准备：着装干净整洁，七步洗手法清洁双手。	选择适合产妇的轻音乐。 物品根据产妇具体情况选择。
沟通	1. 与产妇核对相关信息。 2. 了解产妇对产后身体恢复的期望和担忧，解释腹直肌分离的常见原因及运动训练的目的。 3. 说明运动训练过程及注意事项，取得产妇的配合。	尊重产妇，态度和蔼，语气温柔。
操作	**腹直肌分离运动训练** 基础姿势：协助产妇取平卧，两手自然放于身体两侧。 **第一节：仰卧收腹** 仰卧于瑜伽垫上，全身放松，一手放于胸部，一手放于腹部，双腿伸直。吸气，放松腹部肌肉，膈肌收缩，腹部隆起，腹部将手向外向上推；呼气，收缩腹肌，膈肌放松，腹部凹陷，胸部保持不动。 	运动训练时间选在餐后半小时至1小时，产妇衣着宽松舒适，排空乳房及二便，松解发带及腹带。每节运动每次4~6个8拍，每天1~2次。

项目	实施步骤	说明
操作	**第二节：仰卧脚跟交替滑动** 仰卧屈膝，脚掌踩地，右脚脚跟顺着瑜伽垫向前滑动直到腿伸直再收回，左脚脚跟顺着瑜伽垫向前滑动直到腿伸直再收回，交替进行。 **第三节：仰卧脚跟离地伸腿** 仰卧屈膝，脚掌踩地，右脚离开瑜伽垫，右腿向前伸直，脚跟距离瑜伽垫 5~10 cm，收回右腿；左脚离地，左腿向前伸直，脚跟距离瑜伽垫 5~10 cm，收回左腿；左右腿交替进行。 **第四节：仰卧屈膝脚跟着地** 脚掌离地，双腿屈膝，膝盖位于髋关节上方，固定一侧腿部，另一侧足跟去触碰瑜伽垫，收回后换另一侧腿交替进行。 **第五节：仰卧屈膝伸腿** 脚掌离地，双腿屈膝，膝盖位于髋关节上方，固定一侧腿部，另一侧腿部向前向下伸展，收回后换另一侧腿交替进行。 **第六节：仰卧上伸腿** 双腿并拢，脚掌垂直于瑜伽垫，保持脚掌向前蹬，同时缓慢将双腿抬离瑜伽垫，直至与身体呈 90°（视产妇情况决定双腿与身体夹角），双腿缓慢落下至瑜伽垫上（在此过程中保持腰部不要拱起来）。 	运动训练的注意事项如下。 1. 个性化训练：根据产妇腹直肌分离的程度和身体状况，制订个性化的运动训练方案。对于轻度分离的产妇，可以适当减少训练时间和强度；对于重度分离的产妇，需要增加训练频率和时间，并结合其他康复训练方法。 2. 循序渐进：运动训练应循序渐进，避免过度用力导致腹部肌肉拉伤或损伤。训练过程中要注意观察产妇的反应，如有不适，应立即停止训练并调整方案。 3. 避免腹部压力过大：在进行运动训练时，避免进行增加腹部压力的动作，如仰卧起坐、举重等，以免加重腹直肌分离。 4. 结合生活方式调整：运动训练应结合饮食调理和生活习惯改善，避免高糖高脂食物，减少腹部脂肪堆积。同时，保持正确的坐姿、站姿和行走姿势，避免重体力劳动。

项目	实施步骤	说明
操作	**第七节：跪姿伸腿** 四肢跪地，大腿与小腿呈90°，脊柱中立位，保持延展，肩膀在手腕正上方，面部平行于地面；吸气准备，呼气右腿慢慢向后，脚尖着地，吸气不动，呼气慢慢收回右腿；换左腿交替进行。 **第八节：斜板支撑** 四肢跪地，双腿分别向后伸直，膝盖离开瑜伽垫，脊柱中立位，保持延展，肩膀在手腕正上方，面部平行于地面，后脑勺与足跟呈一条斜直线，保持自然呼吸，停留约30秒至1分钟，在动作标准情况下，停留时间越长越好。 	5.持续关注：产后腹直肌分离是一个动态的过程，需要持续关注产妇的情况，及时发现问题并进行调整。如果产妇在训练过程中出现任何不适，应及时与专业医生或康复治疗师沟通。 斜板支撑时腹部用力，脖颈保持放松。随着运动训练强度的增大，可由斜板支撑转换成平板支撑，即将双手掌心撑地变为双手肘弯曲撑地，肩膀在手肘正上方，身体与地面保持平行。
整理	1. 协助产妇整理衣物，取舒适体位休息。 2. 整理用物，清洁双手。 3. 记录运动训练过程及效果。	询问产妇有无不适，协助产妇整理衣物并取舒适体位休息，小口慢饮适量温开水。

Ⅳ 任务评价

一、评价维度

（1）知识掌握：理论测试，产后腹直肌分离相关知识正确率≥90%。

（2）技能操作：情景模拟，腹直肌分离运动训练指导流程规范，效果明显。

（3）沟通能力：角色扮演，能有效与产妇沟通，产妇满意度≥80%。

（4）专业素养：过程性评价，关爱产妇，体现专业伦理。

二、评价标准

（1）知识掌握：腹直肌分离运动训练相关理论测试成绩达到90分以上。

（2）技能操作：腹直肌分离运动训练指导规范，产妇在运动训练过程中无不适，训练效果好。

（3）沟通能力：与产妇沟通顺畅，能准确解答产妇疑问，产妇对指导内容满意。

（4）专业素养：在整个操作过程中，尊重产妇，态度和蔼，操作轻柔，符合职业道德规范。

📖 知识拓展

产后腹直肌分离的自我检测

平躺，双腿弯曲，脚踩地面。微微抬头，让腹部轻微收紧（类似仰卧起坐的起始动作）。用手指垂直按压肚脐上下区域，感受两侧肌肉间的缝隙宽度。宽度<2指：正常范围；宽度≥2指：可能存在腹直肌分离；宽度>3指：建议就医。

项目五　骨盆恢复

任务一　产后耻骨联合分离评估

📖 任务背景

产妇李某，30 岁，初产妇，顺产术后 3 天。分娩情况：孕 40 周，体重 3.5 kg 男婴，Apgar 评分 10 分。既往史：无骨科疾病史，孕期未进行骨盆相关检查。产妇主诉：产后出现耻骨联合处疼痛，行走时疼痛加剧，上下楼梯困难，担心影响日常活动。观察发现：产妇行走时步态异常，耻骨联合处有压痛，骨盆挤压分离试验阳性，双下肢长度无明显差异，产妇表情痛苦，心理状态焦虑。

任务：请为李女士进行骨盆评估，初步判断是否存在耻骨联合分离。

📑 任务目标

知识目标

1. 掌握产后耻骨联合分离的定义、临床表现及影响因素。

2. 熟悉产后耻骨联合分离的评估方法及分级标准。

3. 了解产后耻骨联合分离对产妇身体功能的影响。

能力目标

1. 能准确评估产后耻骨联合分离的程度。

2. 能运用合适的评估工具进行耻骨联合分离的量化评估。

3. 能根据评估结果为产妇提供针对性的康复建议。

素质目标

1. 服务意识强，遵守职业道德。

2. 具有一定的协调与沟通能力，善于与产妇及其家属沟通。

3. 尊重产妇，关爱产妇身心健康。

任务分析

一、任务描述

产后耻骨联合分离是指产后耻骨联合处的间隙异常增宽，通常超过 10 mm。正常情况下，耻骨联合的间隙为 3~4 mm。在怀孕期间，由于激素水平的变化（如松弛素和雌激素的作用），耻骨联合处的韧带会变得松弛，间隙可能会生理性增宽 2~3 mm。然而，当间隙超过 10 mm 时，则被认为是病理性的耻骨联合分离。产后耻骨联合分离的影响因素如下。

（1）孕期因素：孕期体重增加、胎儿过大或双胎妊娠、激素水平变化（如松弛素、孕酮和雌激素水平升高）等均可能导致耻骨联合分离。

（2）分娩方式：顺产时，胎儿通过产道时对耻骨联合的牵拉可能导致分离；剖宫产术后的产妇也可能因术中操作或术后姿势不当导致耻骨联合分离。

（3）个体差异：产妇年龄、BMI、骨盆结构、盆底肌功能等因素也会影响耻骨联合分离的发生及严重程度。

产后耻骨联合分离的临床表现如下。

（1）疼痛：耻骨联合处的钝痛或锐痛是最常见的症状，疼痛可能会放射至腹股沟、大腿内侧或下背部。

（2）活动受限：患者可能会感到行走无力，上下楼梯或单腿站立时疼痛加剧，严重者可能无法行走。

（3）骨盆不稳定：在一些情况下，患者可能会感到骨盆不稳定，甚至出现"鸭步"样行走。

耻骨联合分离评估是产后康复的重要环节，通过准确的评估可以为产妇制订个性化的康复方案，促进身体恢复。

二、任务要求

本任务要求掌握产后耻骨联合分离的定义、临床表现及影响因素，熟悉评估方法及分级标准，能够根据产妇的具体情况，运用合适的评估工具进行量化评估，同时给予产妇正确的康复指导和心理支持。

任务实施

产后耻骨联合分离评估实施步骤及说明见表 5.1。

表 5.1 产后耻骨联合分离评估实施步骤及说明

项目	实施步骤	说明
评估	1. 环境条件：安静、舒适、温度适宜（24~26 ℃），湿度50%~60%，避免强光直射。 2. 物品准备：软尺、骨盆测量器、记录本、签字笔。 3. 产妇评估： （1）基本信息：年龄、孕期体重增加情况、分娩方式、产后时间。 （2）身体状况：耻骨联合处的疼痛程度、行走困难程度、骨盆稳定性。 （3）心理状态：对产后身体恢复的担忧程度、康复意愿。 4. 自身准备：着装干净整洁，七步洗手法清洁双手。	物品根据产妇具体情况选择。
沟通	1. 与产妇核对相关信息。 2. 了解产妇对产后身体恢复的期望和担忧，解释耻骨联合分离的常见原因及评估目的。 3. 说明评估过程及注意事项，取得产妇的配合。	尊重产妇，态度和蔼，语气温柔。
操作	1. 环境准备：确保环境安静、舒适，温度、湿度适宜。 2. 产妇准备：指导产妇排空膀胱，取仰卧位，双腿屈曲，双手放于身体两侧。 3. 体格检查： （1）观察步态：观察产妇行走时的步态是否正常，是否存在跛行或疼痛导致的行走困难。 （2）触诊检查：用手指轻轻按压耻骨联合处，评估是否有压痛。 **技能一：骨盆稳定性检查** 1. 骨盆挤压分离试验。 产妇取仰卧位，双腿屈曲。检查者双手分别放在两侧髂前上棘处，向内挤压骨盆，观察产妇是否有疼痛反应；然后双手向外分离骨盆，再次观察疼痛反应。阳性结果提示耻骨联合分离。 2. 单腿站立试验。 产妇单腿站立，观察是否能保持平衡，另一侧下肢是否出现疼痛或不稳定。阳性结果提示骨盆稳定性差。 **技能二：量化评估** 1. 耻骨联合间距测量。 使用骨盆测量器测量耻骨联合间距。正常情况下，耻骨联合间距应小于10 mm。如果超过10 mm，提示耻骨联合分离。 2. 疼痛评估。 使用视觉模拟评分法（VAS）或数字评分法（NRS）评估产妇的疼痛程度。让产妇在0~10的量表上标记疼痛程度，0表示无痛，10表示最严重的疼痛。 3. 分级标准。 （1）轻度分离：耻骨联合间距10~15 mm，疼痛较轻，行走时无明显困难。 （2）中度分离：耻骨联合间距15~20 mm，疼痛明显，行走时有困难，上下楼梯时疼痛加剧。	视觉模拟评分法（VAS）是一种用于量化疼痛强度的工具。它通常是一条100 mm长的直线，一端标记为"无痛"（0），另一端标记为"最严重的疼痛"（100）。患者在直线上标记一个点，表示其疼痛的程度。 数字评分法（NRS）是一种用于量化疼痛强度的工具，通常使用0到10的数字来表示疼痛的程度。0表示无痛，10表示最严重的疼痛。

项目	实施步骤	说明
操作	（3）重度分离：耻骨联合间距 >20 mm，疼痛剧烈，行走困难，可能需要辅助器具。	耻骨联合分离测量评估要结合骨盆影像学检查，主要以 X 线平片为主。可通过骨盆 X 线平片检查测量耻骨联合分离的程度以及观察两侧耻骨联合面是否有上下错位。
整理	1. 协助产妇整理衣物，取舒适体位休息。 2. 整理用物，清洁双手。 3. 记录评估结果。	做好相应记录。

📝 任务评价

一、评价维度

（1）知识掌握：理论测试，产后耻骨联合分离相关知识正确率 ≥ 90%。

（2）技能操作：情景模拟，产后耻骨联合分离评估操作流程规范，测量准确。

（3）沟通能力：角色扮演，能有效与产妇沟通，产妇满意度 ≥ 80%。

（4）专业素养：过程性评价，关爱产妇，体现专业伦理。

二、评价标准

（1）知识掌握：理论测试成绩达到 90 分以上。

（2）技能操作：评估操作规范，手指触诊、软尺测量等步骤准确无误，测量结果准确。

（3）沟通能力：与产妇沟通顺畅，能准确解答产妇疑问，产妇对评估过程满意。

（4）专业素养：在整个评估过程中，尊重产妇，态度和蔼，操作轻柔，符合职业道德规范。

📖 知识拓展

产后耻骨联合分离的预防建议

1. 孕期合理控制体重：避免孕期体重过度增加，减轻腹部和骨盆的负担。

2. 孕期适当锻炼：进行适当的孕期运动，如孕妇瑜伽、散步等，增强骨盆底肌和核心肌群的力量。

3. 产后及时进行康复训练：产后 42 天开始进行骨盆底肌和核心肌群的康复训练，避免延误恢复时机。

任务二　产后耻骨联合分离手法与仪器操作指导

📖 任务背景

产妇张某，28岁，初产妇，顺产术后5天。分娩情况：孕40周，体重3.5 kg男婴，Apgar评分10分。既往史：无骨科疾病史，孕期未进行骨盆相关检查。产妇主诉：产后耻骨联合处疼痛，行走时疼痛加剧，上下楼梯困难，担心影响日常活动。观察发现：产妇行走时步态异常，耻骨联合处有压痛，骨盆挤压分离试验阳性，双下肢长度无明显差异，产妇表情痛苦，心理状态焦虑。

任务：请为张女士进行产后耻骨联合分离手法及仪器调理。

📖 任务目标

知识目标

1. 掌握产后耻骨联合分离调理的手法与仪器操作方法。
2. 熟悉产后耻骨联合分离的手法与仪器调理的原理。
3. 了解产后耻骨联合分离的康复训练要点及注意事项。

能力目标

1. 能准确评估产妇有无耻骨联合分离及判断分离的程度。
2. 能熟练运用手法与仪器进行耻骨联合分离的操作指导。
3. 能为产妇提供个性化的康复训练方案和心理支持。

素质目标

1. 服务意识强，遵守职业道德。
2. 具有一定的协调与沟通能力，善于与产妇及其家属沟通。
3. 尊重产妇，关爱产妇身心健康。

📖 任务分析

一、任务描述

耻骨联合分离是指骨盆前方两侧耻骨纤维软骨联合处因各种原因发生分离移位，导致耻骨联合间隙增宽（通常超过 10 mm）或上下错位，从而引发局部疼痛和功能障碍的一种疾病。耻骨联合是由两侧耻骨的联合面通过纤维软骨连接而成的微动关节，其上下前后四面均有韧带固定，正常情况下间隙为 4~6 mm。在孕期，受激素（如松弛素）影响，耻骨联合间隙可生理性增宽 2~3 mm，以利于分娩。若胎儿过大、多胎妊娠或产程过快等可导致耻骨联合过度分离。或因跌倒、撞击等外力作用于耻骨联合部，也可导致其分离。其他如肥胖、既往骨盆损伤史等也可能增加耻骨联合分离的风险。

手法与仪器操作是产后耻骨联合分离康复的重要手段之一，通过科学的手法与仪器操作，可以有效缓解疼痛，促进骨盆稳定，改善功能状态，帮助产妇更快恢复体力，更好地照顾新生儿，提升产后生活质量和心理状态。

二、任务要求

本任务要求熟悉手法与仪器操作方法及原理，能够根据产妇的具体情况，制订个性化的康复训练方案，同时给予产妇正确的康复指导和心理支持。

任务实施

产后耻骨联合分离手法与仪器操作实施步骤及说明见表 5.2。

表 5.2　产后耻骨联合分离手法与仪器操作实施步骤及说明

项目	实施步骤	说明
评估	1. 环境条件：安静、舒适、温度适宜（24~26 ℃），湿度 50%~60%，避免强光直射。 2. 物品准备：软尺、骨盆测量器、记录本、签字笔、低频电刺激仪、超声治疗仪。 3. 产妇评估： （1）基本信息：年龄、孕期体重增加情况、分娩方式、产后时间。 （2）身体状况：耻骨联合处的疼痛程度、行走困难程度、骨盆稳定性。 （3）心理状态：对产后身体恢复的担忧程度、康复意愿。 4. 自身准备：着装干净整洁，七步洗手法清洁双手。	物品根据产妇具体情况选择。
沟通	1. 与产妇核对相关信息。 2. 了解产妇对产后身体恢复的期望和担忧，解释耻骨联合分离的常见原因及操作指导的目的。 3. 说明操作指导过程及注意事项，取得产妇的配合。	尊重产妇，态度和蔼，语气温柔。
操作	1. 环境准备：确保环境安静、舒适，温度、湿度适宜。 2. 产妇准备：指导产妇排空膀胱，取仰卧位，双腿屈曲，双手放于身体两侧。 3. 体格检查、骨盆稳定性检查及量化评估：详见耻骨联合分离评估。	

项目	实施步骤	说明
操作	**技能一：操作手法** 1.急性期手法操作。 （1）平躺挤压手法：产妇平躺，操作者双手置于产妇髂骨的外侧缘，向中间挤压，伴随呼吸有节奏地进行挤压。呼气时，操作者辅助产妇用力使骨盆缩小往里收，吸气时，骨盆打开放松。跟着这种节奏，反复进行骨盆的复位。 （2）侧躺挤压手法：产妇侧躺，操作者手放在髂骨翼的外侧缘，吸气时放松，呼气的时候稍稍用力，手跟着髂骨的运动而一起移动，鼓励产妇配合呼吸主动用力。 （3）骨盆带固定：根据产妇骨盆大小选择合适型号的骨盆带。产妇取仰卧位，屈髋屈膝，将骨盆带沿髂棘环形包裹骨盆，绑带的松紧度以产妇舒适为宜。每天佩戴骨盆带不小于8小时，可在卧床休息时摘除。根据耻骨联合分离修复情况，骨盆带佩戴时间持续2~6个月。 2.恢复期手法（MET技术应用）。 （1）耻骨联合上下功能障碍。 ①欲合先离手法：产妇取仰卧位，双腿并拢，双手抱住一侧膝关节的位置，另一侧膝关节位置紧贴操作者腹部，配合呼吸，呼气时，让双膝外展轻轻往外对抗，吸气时放松还原。如此反复。 ②大腿内收手法：操作者将一侧前臂放在两腿中间，双腿向内合并，产妇对抗操作者手臂，双腿向中间合并，配合呼吸，呼气时，用力往中间合拢，吸气放松，如此反复。操作者将紧握的拳头置于产妇双膝之间，按照以上方法，产妇用力内收髋关节。	手法要轻柔，避免用力过猛导致产妇疼痛加剧。操作过程中要注意观察产妇的反应，如有不适，应立即调整手法。

项目	实施步骤	说明
操作	 （2）诊断：左耻骨向上功能障碍。 操作者立于产妇功能障碍一侧，将产妇左腿移至床外侧，使其大腿远端悬空。操作者左手固定产妇骨盆的右侧，并将右手放于左边的髌骨上方，稳定产妇左腿。嘱产妇对抗产后恢复师的阻力屈曲左侧髋关节。产妇放松 10 秒后，产后恢复师将其左腿后伸至更大角度，使耻骨联合向下移动。 （3）诊断：右耻骨向下功能障碍。 产妇取仰卧位，双臂上举过头，操作者站在产妇左侧，产妇右侧腿屈髋屈膝，操作者右手置于右腿膝盖上，左手置于产妇右侧髂后上棘处，并将该手的掌根部置于坐骨结节的下方，操作者施加一个轻微内旋的力，使产妇右侧下肢屈曲内收内旋，这一运动将会促进耻骨联合的右侧向上活动。嘱产妇对抗产后恢复师的阻力伸展髋关节。在放松阶段鼓励产妇屈曲髋关节到更大的角度，同时操作者向其坐骨结节施压，可促使产妇的耻骨联合右侧向上移动。 	

项目	实施步骤	说明
操作	**技能二：理疗仪器的使用** 1. 低频电刺激。 使用低频电刺激仪，将电极片放置在耻骨联合处及周围肌肉上。设置电刺激强度为产妇感受到舒适的酥麻感，肌肉出现轻微震颤。每次治疗 30 分钟，每周 3 次，10 次为一个疗程。 2. 超声治疗。 使用超声治疗仪，将超声头放置在耻骨联合处及周围肌肉上。设置超声频率和强度，进行超声治疗。每次治疗 15~20 分钟，每周 3 次，10 次为一个疗程。 **技能三：生活习惯指导** 1. 平时应减少下蹲、负重工作，减少站立、行走的时间，在膳食中添加富含钙质的食物或者补充钙剂等。 2. 耻骨联合疼痛剧烈，建议卧床休息，多睡硬板床，选择侧卧位，如有会阴侧切伤口，则选择健侧卧位为宜。	理疗仪器使用注意事项如下。 1. 低频电刺激：治疗过程中要注意观察产妇的反应，确保产妇舒适且无不适感。低频电刺激应在专业医护人员的指导下进行，避免自行操作导致意外。 2. 超声治疗：治疗过程中要注意观察产妇的反应，确保产妇舒适且无不适感。超声治疗应在专业医护人员的指导下进行，避免自行操作导致意外。
整理	1. 协助产妇整理衣物，取舒适体位休息。 2. 整理用物，清洁双手。 3. 记录评估结果。	做好相应记录。

任务评价

一、评价维度

（1）知识掌握：理论测试，产后耻骨联合分离相关知识正确率 ≥ 90%。

（2）技能操作：情景模拟，产后耻骨联合分离手法及仪器调理操作流程规范，测量准确。

（3）沟通能力：角色扮演，能有效与产妇沟通，产妇满意度 ≥ 80%。

（4）专业素养：过程性评价，关爱产妇，体现专业伦理。

二、评价标准

（1）知识掌握：理论测试成绩达到 90 分以上。

（2）技能操作：评估操作规范，产后耻骨联合分离手法及仪器调理操作步骤准确无误，测量结果准确。

（3）沟通能力：与产妇沟通顺畅，能准确解答产妇疑问，产妇对评估过程满意。

（4）专业素养：在整个评估过程中，尊重产妇，态度和蔼，操作轻柔，符合职业道德规范。

📖 **知识拓展**

产后耻骨联合分离的心理支持

1.情绪疏导：产后耻骨联合分离可能给产妇带来心理压力，家属和医护人员应给予充分的理解和支持，帮助产妇缓解焦虑情绪。

2.树立信心：鼓励产妇积极参与康复训练，树立恢复身体的信心。

任务三　产后骨盆旋移评估

📖 任务背景

产妇张某，30岁。自然分娩后2个月余，自述右侧臀部疼痛，翻身时疼痛加重，热敷后未缓解，遂来产后恢复中心进行咨询。体格检查：体温36.4 ℃，脉搏82次/分，呼吸20次/分，血压115/80 mmHg。右侧骶髂关节有压痛，其余未见明显异常。

任务：请对张女士进行产后骨盆旋移评估。

📒 任务目标

知识目标

1. 能叙述产后骨盆旋移的原因和临床特点。
2. 具备产后骨盆旋移的理论知识和操作技能。
3. 熟知产后骨盆旋移评估的操作流程和任务评价。

能力目标

1. 能准确进行产妇产后骨盆旋移的评估。
2. 能运用合适的评估工具进行骨盆旋移的量化评估。
3. 能根据评估结果为产妇提供针对性的康复建议。

素质目标

1. 服务意识强，遵守职业道德。
2. 具有良好的沟通与协调能力，善于与产妇及其家属沟通。
3. 尊重产妇，关爱产妇身心健康。

📖 任务分析

一、任务描述

产后骨盆旋移是指产后女性骨盆结构出现的不对称性或位置偏移现象。这种现象可能与孕期和分娩过程中骨盆韧带和肌肉的过度拉伸、松弛或损伤有关，导致骨盆的稳定性下降，进而出现旋移或错位。其临床表现如下。

（1）疼痛：患者可能会出现下背部、臀部或大腿的疼痛，尤其是在长时间站立、行走或进行体力活动后。

（2）姿势异常：可能出现骨盆倾斜、高低不平或身体重心偏移，导致步态异常。

（3）功能障碍：可能会出现行走困难、上下楼梯困难或进行日常活动时感到不适。

（4）尿失禁或排便困难：在一些情况下，骨盆旋移可能影响盆底肌功能，导致尿失禁或排便困难。

产后骨盆旋移的影响因素如下。

（1）孕期因素。①孕期体重增加：孕期体重的增加会对骨盆韧带和肌肉造成额外压力，导致其过度拉伸和松弛。②激素变化：孕期体内激素水平的变化，如松弛素的分泌增加，会使骨盆韧带变得更加松弛，增加骨盆旋移的风险。

（2）分娩因素。①分娩方式：阴道分娩过程中，骨盆韧带和肌肉可能会受到更大的拉伸和损伤，增加骨盆旋移的风险。②产程延长或难产：产程延长或难产可能导致骨盆韧带和肌肉的过度拉伸或撕裂。③胎儿体重：胎儿体重过大（如巨大儿）会增加骨盆韧带和肌肉的负担，导致骨盆旋移。

（3）其他因素。①年龄：高龄产妇的骨盆韧带和肌肉弹性较差，更容易出现骨盆旋移。②盆底肌功能障碍：孕期或分娩过程中盆底肌功能受损，可能导致骨盆稳定性下降，进而引发骨盆旋移。

产后骨盆旋移是产后女性常见的问题之一，产后骨盆旋移不仅影响产妇的身体健康和生活质量，还可能对产后康复和心理健康产生负面影响。因此，产后女性应重视骨盆旋移的预防和康复，必要时寻求专业的医疗帮助。

二、任务要求

本任务要求掌握产后骨盆旋移的定义、临床表现及影响因素，熟悉骨盆旋移的评估，能够根据产妇的具体情况，根据评估报告判断骨盆旋移程度。

任务实施

产后骨盆旋移的评估实施步骤及说明见表 5.3。

表 5.3　产后骨盆旋移的评估实施步骤及说明

项目	实施步骤	说明
评估	1. 环境条件：安静、舒适、温度适宜（24~26 ℃），湿度 50%~60%，避免强光直射。 2. 物品准备：按摩床、软尺、手消剂、记录本、签字笔。 3. 产妇评估： （1）基本信息：年龄、孕期体重增加情况、分娩方式、产后时间。 （2）身体状况：有无骨盆外伤史，是否存在臀部疼痛。 （3）心理状态：对产后身体恢复的担忧程度、康复意愿。 4. 自身准备：着装干净整洁，七步洗手法清洁双手。	选择适合产妇的轻音乐。 根据实际情况选择物品。 产妇选择适合调理时间和状态。

项目	实施步骤	说明
宣教	1. 与产妇核对相关信息。 2. 了解产妇对产后身体恢复的期望和担忧，解释产后骨盆旋移的常见原因及评估目的。 3. 说明评估过程及注意事项，取得产妇的配合。	尊重产妇，态度和蔼，语气温柔，认真记录。
操作	1. 环境准备：确保环境安静、舒适，温度、湿度适宜。 2. 产妇准备：指导产妇排空膀胱，取仰卧位，双腿屈曲，双手放于身体两侧。 3. 体格检查： （1）观察步态：观察产妇行走时的步态是否正常，是否存在跛行或疼痛导致的行走困难。 （2）触诊检查：用手指轻轻按压骨盆两侧，评估是否有压痛或不对称。 **技能一：骨盆对称性检查** 1. 骨盆倾斜试验。产妇取仰卧位，双腿屈曲。检查者观察产妇骨盆两侧是否在同一水平线上，判断是否存在骨盆倾斜。 2. 骨盆旋转试验。产妇取仰卧位，双腿屈曲。检查者双手分别放在两侧髂前上棘处，轻轻向内挤压骨盆，同时观察骨盆是否有旋转。阳性结果提示骨盆旋移。 **技能二：髂后上棘及髂嵴评估** 1. 产妇取俯卧位，操作者站在产妇的左侧，用双手拇指分别卡在产妇身体两侧髂后上棘处，然后对比两个拇指是否在同一水平位。如果两个拇指不在同一水平位，则要记录产妇哪一侧的髂后上棘偏上、哪一侧的髂后上棘偏下。 2. 以同样的方法对比产妇身体两侧髂嵴是否在同一水平位，由此得知产妇是否有骨盆旋移。 **技能三：下肢长度评估** 产妇取仰卧位，测量产妇双下肢的长度，检查双下肢是否等长。操作者站在产妇的左侧，用软尺测量产妇左侧下肢髂前上棘到内踝的距离，以"cm"为单位，精确到小数点后一位。操作者站在产妇的右侧，用同样的方法测量产妇右侧下肢的长度。对比双下肢长度的差值，检查产妇是否因为骨盆旋移而产生了两侧下肢不等长。 **技能四：髂前上棘评估** 产妇取仰卧位，操作者站在产妇的右侧，用双手拇指分别水平卡在产妇身体两侧髂前上棘下缘，然后对比两侧拇指是否在同一水平面上。如果两个拇指不在同一水平位，则要记录产妇哪一侧的髂前上棘偏上、哪一侧的髂前上棘偏下。 **技能五：量化评估** 1. 骨盆宽度测量。使用软尺测量骨盆两侧髂前上棘之间的距离，正常情况下两侧距离应基本对称。如果一侧明显大于另一侧，提示骨盆有旋移。	两个拇指不在同一水平位，说明产妇两侧的髂后上棘不在同一水平位，证明产妇的骨盆发生了旋移。 记录数据精确到小数点后一位。 分级标准如下。 1. 轻度旋移：骨盆宽度差异1~2 cm，疼痛较轻，行走时无明显困难。 2. 中度旋移：骨盆宽度差异2~3 cm，疼痛明显，行走时有困难，上下楼梯时疼痛加剧。 3. 重度旋移：骨盆宽度差异>3 cm，疼痛剧烈，行走困难，可能需要辅助器具。

续表

项目	实施步骤	说明
操作	2.疼痛评估。使用视觉模拟评分法（VAS）或数字评分法（NRS）评估产妇的疼痛程度。让产妇在 0~10 的量表上标记疼痛程度，0 表示无痛，10 表示最严重的疼痛。	
整理	1.协助产妇整理衣物，取舒适体位休息。 2.整理用物，清洁双手。 3.记录评估结果。	及时清理物品。

任务评价

一、评价维度

（1）知识掌握：理论测试，产后骨盆旋移相关知识正确率 ≥ 90%。

（2）技能操作：情景模拟，产后骨盆旋移评估操作流程规范，测量准确。

（3）沟通能力：角色扮演，能有效与产妇沟通，产妇满意度 ≥ 80%。

（4）专业素养：过程性评价，关爱产妇，体现专业伦理。

二、评价标准

（1）知识掌握：理论测试成绩达到 90 分以上。

（2）技能操作：评估操作规范，手指触诊、软尺测量等步骤准确无误，测量结果准确。

（3）沟通能力：与产妇沟通顺畅，能准确解答产妇疑问，产妇对评估过程满意。

（4）专业素养：在整个评估过程中，尊重产妇，态度和蔼，操作轻柔，符合职业道德规范。

知识拓展

产后骨盆旋移的自我检测方法

1.骨盆倾斜试验：产妇取仰卧位，双腿屈曲。检查者观察产妇骨盆两侧是否在同一水平线上，判断是否存在骨盆倾斜。

2.骨盆旋转试验：产妇取仰卧位，双腿屈曲。检查者双手分别放在两侧髂前上棘处，轻轻向内挤压骨盆，同时观察骨盆是否有旋转。阳性结果提示骨盆旋移。

3.单腿站立试验：产妇单腿站立，观察是否能保持平衡，另一侧下肢是否出现疼痛或不稳定。阳性结果提示骨盆稳定性差。

任务四　产后骶髂关节功能障碍手法调理

任务背景

　　产妇刘某，30 岁，初产妇，顺产术后 10 天。分娩情况：孕 40 周，体重 3.4 kg 女婴，Apgar 评分 10 分。既往史：无骨科疾病史，孕期未进行骨盆相关检查。产妇主诉：产后感觉骶髂关节区域疼痛，行走时疼痛加剧，长时间站立或坐立后疼痛明显，担心影响身体恢复。观察发现：产妇行走时步态异常，骶髂关节处有压痛，骨盆挤压分离试验阳性，双下肢长度无明显差异，产妇表情痛苦，心理状态焦虑。

　　任务：请为刘女士进行骶髂关节功能障碍调理。

任务目标

知识目标

　　1. 掌握产后骶髂关节功能障碍的定义、临床表现及影响因素。

　　2. 熟悉产后骶髂关节功能障碍的手法调理方法及原理。

　　3. 了解产后骶髂关节功能障碍的康复训练要点及注意事项。

能力目标

　　1. 能准确评估产后骶髂关节功能障碍的程度。

　　2. 能熟练运用手法调理产后骶髂关节功能障碍。

　　3. 能为产妇提供个性化的康复训练方案和心理支持。

素质目标

　　1. 服务意识强，遵守职业道德。

　　2. 具有一定的协调与沟通能力，善于与产妇及其家属沟通。

　　3. 尊重产妇，关爱产妇身心健康。

任务分析

一、任务描述

　　产后骶髂关节功能障碍是指产后骶髂关节的生物力学功能出现异常，导致关节稳定性下降、疼痛和活动受限等问题。正常情况下，骶髂关节在人体运动中起着重要的稳定和传导作用，但产后多种因素的影响，可能导致该关节的功能失调。其临床表现如下。

（1）疼痛：骶髂关节区域的钝痛或锐痛是最常见的症状，疼痛可能会放射至臀部、大腿后侧或下背部。

（2）活动受限：患者可能会感到行走无力，上下楼梯或单腿站立时疼痛加剧，严重者可能无法正常行走。

（3）骨盆不稳定：在一些情况下，患者可能会感到骨盆不稳定，甚至出现"鸭步"样行走。

（4）步态异常：观察产妇行走时的步态是否异常，是否存在跛行或疼痛导致的行走困难。

产后骶髂关节功能障碍的影响因素如下。

（1）孕期因素。①体重增加：孕期体重增加导致腹部增大，重心前移，增加了骶髂关节的负担。②激素变化：孕期体内分泌的松弛素和雌激素会使骶髂关节周围的韧带变得松弛，以适应胎儿的生长和分娩。

（2）分娩方式。①顺产：分娩过程中，胎儿通过产道会对骶髂关节产生较大的机械应力，可能导致关节损伤。②剖宫产：剖宫产术后的产妇也可能因术中操作或术后姿势不当导致骶髂关节功能障碍。

（3）个体差异。①骨盆结构：产妇的骨盆结构差异可能影响骶髂关节的稳定性。②盆底肌功能：盆底肌功能弱的产妇更容易出现骶髂关节功能障碍。

（4）生活习惯。①姿势不当：长时间保持不良姿势，如久坐、久站或弯腰等，可能加重骶髂关节的负担。②缺乏锻炼：孕期缺乏适当的锻炼，导致肌肉力量不足，无法有效支撑骨盆。

二、任务要求

本任务要求掌握产后骶髂关节功能障碍的定义、临床表现及影响因素，熟悉手法调理方法及原理，能够根据产妇的具体情况，制订个性化的康复训练方案，同时给予产妇正确的康复指导和心理支持。

任务实施

产后骶髂关节功能障碍手法与仪器操作指导的实施方法及说明见表 5.4。

表 5.4　产后骶髂关节功能障碍手法与仪器操作指导的实施方法及说明

项目	实施步骤	说明
评估	1. 环境条件：安静、舒适、温度适宜（24~26 ℃），湿度 50%~60%，避免强光直射。 2. 物品准备：软尺、骨盆测量器、记录本、签字笔。	

项目	实施步骤	说明
评估	3. 产妇评估： （1）基本信息：年龄、孕期体重增加情况、分娩方式、产后时间。 （2）身体状况：骶髂关节区域疼痛程度、行走困难程度、骨盆稳定性。 （3）心理状态：对产后身体恢复的担忧程度、康复意愿。 4. 自身准备：着装干净整洁，七步洗手法清洁双手。	注意卫生消毒。 为产妇选择适合时间和状态。
沟通	1. 与产妇核对相关信息。 2. 了解产妇对产后身体恢复的期望和担忧，解释骶髂关节功能障碍的常见原因及手法调理的目的。 3. 说明手法调理过程及注意事项，取得产妇的配合。	尊重产妇，态度和蔼，语气温柔。
操作	1. 环境准备：确保环境安静、舒适，温度、湿度适宜。 2. 产妇准备：指导产妇排空膀胱，取仰卧位，双腿屈曲，双手放于身体两侧。 3. 体格检查： （1）观察步态：观察产妇行走时的步态是否正常，是否存在跛行或疼痛导致的行走困难。 （2）触诊检查：用手指轻轻按压骶髂关节处，评估是否有压痛。 **技能一：骨盆稳定性检查** 1. 骨盆挤压分离试验。产妇取仰卧位，双腿屈曲。检查者双手分别放在两侧髂前上棘处，向内挤压骨盆，观察产妇是否有疼痛反应；然后双手向外分离骨盆，再次观察疼痛反应。阳性结果提示骶髂关节功能障碍。 2. 单腿站立试验。产妇单腿站立，观察是否能保持平衡，另一侧下肢是否出现疼痛或不稳定。阳性结果提示骨盆稳定性差。 **技能二：骨盆前倾调理手法** 准备动作：产妇侧卧屈膝（前旋侧）。 操作方法： （1）产后恢复师用身体抵住产妇膝关节，手托住屈腿侧坐骨后结节。 （2）示意产妇伸髋对抗，利用腘绳肌的牵拉，使髂骨向后复位。 	分级标准如下。 1. 轻度功能障碍：疼痛较轻，行走时无明显困难，骨盆稳定性良好。 2. 中度功能障碍：疼痛明显，行走时有困难，上下楼梯时疼痛加剧，骨盆稳定性较差。 3. 重度功能障碍：疼痛剧烈，行走困难，可能需要辅助器具，骨盆稳定性差。 每次对抗5~8秒，放松5~8秒后再进行对抗，操作8~10次。

项目	实施步骤	说明
操作	技能三：骨盆后倾调理手法 准备动作：产妇俯卧位。 操作方法： （1）产后恢复师一只手扶住髂后上棘位置，产妇屈膝伸髋。 （2）一只手压髂后上棘，一只手抬腿，过程中要求产妇向下进行对抗。利用股直肌的牵拉，使髂骨向前复位。 	
整理	1. 协助产妇整理衣物，取舒适卧位休息。 2. 整理用物，清洁双手。 3. 记录手法调理过程及效果。	询问产妇有无不适，必要时继续评估治疗后疼痛程度、骶髂关节功能、步态、姿势。

▽ 任务评价

一、评价维度

（1）知识掌握：理论测试，产后骶髂关节功能障碍相关知识正确率≥90%。

（2）技能操作：情景模拟，产后骶髂关节功能障碍手法调理操作流程规范，测量准确。

（3）沟通能力：角色扮演，能有效与产妇沟通，产妇满意度≥80%。

（4）专业素养：过程性评价，关爱产妇，体现专业伦理。

二、评价标准

（1）知识掌握：理论测试成绩达到90分以上。

（2）技能操作：调理操作规范，调理过程中产妇无不适，调理效果好。

（3）沟通能力：与产妇沟通顺畅，能准确解答产妇疑问，产妇对评估过程满意。

（4）专业素养：在整个评估过程中，尊重产妇，态度和蔼，操作轻柔，符合职业道德规范。

📖 知识拓展

产后骶髂关节功能障碍的预防建议

1. 孕期合理控制体重：避免孕期体重过度增加，减轻腹部和骨盆的负担。

2. 孕期适当锻炼：进行适当的孕期运动，如孕妇瑜伽、散步等，增强骨盆底肌和核心肌群的力量。

3. 产后及时进行康复训练：产后42天开始进行骨盆底肌和核心肌群的康复训练，避免延误恢复时机。

项目六　盆底恢复

任务一　产后盆底肌检测报告分析

📖 任务背景

产妇周某，29 岁。身高 159 cm，体重 68 kg，自然分娩后 42 天。自述分娩 1 个月后大笑或咳嗽后出现漏尿，42 天医院产检后来产后恢复中心咨询盆底肌恢复。

任务：请为周女士分析产后盆底肌检测报告。

📖 任务目标

知识目标

1.熟练掌握盆底肌检测报告的分析方法。

2.熟知产后盆底肌检测报告分析的操作流程和任务评价。

能力目标

1.具备一定的分析、表达及解决问题的能力。

2.能根据产妇盆底肌检测报告为产妇制订科学合理的盆底调理方案。

素养目标

1.服务意识强，遵守职业道德。

2.具有良好的语言表达与沟通协调能力。

3.尊重产妇，关爱产妇身心健康。

📖 任务分析

一、任务描述

1.产妇情况分析

（1）分娩因素：不同的分娩方式对盆底肌的损伤程度存在差异。顺产过程中，胎儿经过产道时的挤压，可能导致盆底肌肉、筋膜过度拉伸甚至撕裂；剖宫产虽可避免胎儿对产道的直接压迫，但孕期激素水平变化使盆底组织松弛，同样会影响盆底肌功能。此外，产程的长短、是否使用助产工具等也会影响盆底肌受损情况。

（2）产妇自身因素：年龄较大的产妇，身体恢复能力相对较弱，盆底肌修复难度增加；孕期体重增长过多，会加重盆底负担，增加盆底肌损伤风险；若产妇合并有慢性疾病，如高血压、糖尿病等，可能影响盆底肌的血液循环和营养供应，不利于盆底肌恢复。了解这些产妇自身因素，有助于更全面地分析检测报告结果。

2.检测报告分析要点

盆底肌电图报告：关注肌肉收缩时的电活动电位幅值、频率以及肌肉疲劳度指标。电位幅值过低可能提示盆底肌收缩力量不足；频率异常可能反映肌肉协调性问题；肌肉疲劳度高则表明肌肉耐力差。

二、任务要求

（1）正确分析盆底肌检测报告。
（2）根据分析结果为产妇制订盆底肌调理方案。

任务实施

产后盆底肌检测报告分析的实施步骤及说明见表 6.1。

表 6.1　产后盆底肌检测报告分析的实施步骤及说明

项目	实施步骤	说明
评估	1.环境条件：干净，整洁，安全，温度 24~26 ℃，湿度 50%~60%，安静私密，防噪性能好。 2.物品准备：办公桌 1 张，椅子适量，电脑 1 台，笔与记录本适量。 3.产妇评估：生产时间，胎次，分娩方式，产妇身体健康状况及心理状态。 4.自身准备：着装整齐，剪指甲，洗手。	环境干净舒适，可缓解产妇紧张的情绪。 根据实际情况选择物品。 为产妇选择适合调理时间和状态。
沟通	1.与产妇核对相关信息。 2.向产妇解释盆底肌报告的相关内容及调理方案。	尊重产妇，态度和蔼，语气温柔。
操作步骤	一、评估报告 1.检查报告的完整性。 2.查看腹肌参与度的百分比。判断产妇腹肌参与度，当腹肌参与度 <10%，检测报告有效；若腹肌参与度超过 10%，检测报告需要等产妇平复情绪、放松后重做。 二、分析前静息状态阶段 1.前静息状态阶段是测量盆底肌肉在完全放松状态下的情况。	

项目	实施步骤	说明
操作步骤	2. 正常值：平均静息电位 <4 μV，变异性 <0.2。 3. 若平均静息电位 <4 μV，说明肌肉紧张，盆底呈现缺血状态；但也需结合临床症状排除假阳性（产妇紧张、阴道敏感性高）。 （结果显示表1） **三、分析快肌（Ⅱ类肌纤维）阶段** 1. 快肌阶段是评估快肌纤维的功能状态。 2. 此阶段检测盆底肌在快速收缩时的最大振幅和进行快速抽动的反应速度。 3. 正常值：收缩时振幅平均值 >40 μV，收缩到达峰值和恢复时间 <0.5 秒。 4. 若振幅 <40 μV 考虑肌肉力量容易出现肌肉松弛。 （结果显示表2）	

结果显示（表1）

阶段名称	参数名称	测试值（盆底/腹肌）	参考值	分项得分
前静息状态阶段	平均值	3.9/0.2	<4 μV	81
	变异性	0.17	<0.2	
快肌（Ⅱ类肌纤维）阶段	最大值	71.0/0.5	>40 μV	94
	上升时间	0.23	<0.5 秒	
	恢复时间	0.38	<0.5 秒	
慢肌（Ⅰ类肌纤维）阶段	平均值	41.2/0.7	>35 μV	82
	变异性	0.23↑	<0.2	
耐力阶段	平均值	37.5/1.9	>30 μV	87
	变异性	0.24↑	<0.2	
	后前 10 秒比值	1.02	0.8~1.2	
后静息状态阶段	平均值	2.1/0.1	<4 μV	88
	变异性	0.20↑	<0.2	
总得分		—	—	86.9

结果显示（表2）

阶段名称	参数名称	测试值（盆底/腹肌）	参考值	分项得分
前静息状态阶段	平均值	3.9/0.2	<4 μV	81
	变异性	0.17	<0.2	
快肌（Ⅱ类肌纤维）阶段	最大值	71.0/0.5	>40 μV	94
	上升时间	0.23	<0.5 秒	
	恢复时间	0.38	<0.5 秒	
慢肌（Ⅰ类肌纤维）阶段	平均值	41.2/0.7	>35 μV	82
	变异性	0.23↑	<0.2	
耐力阶段	平均值	37.5/1.9	>30 μV	87
	变异性	0.24↑	<0.2	
	后前 10 秒比值	1.02	0.8~1.2	
后静息状态阶段	平均值	2.1/0.1	<4 μV	88
	变异性	0.20↑	<0.2	
总得分		—	—	86.9

项目	实施步骤	说明
操作步骤	**四、分析慢肌（Ⅰ类肌纤维）阶段** 1.慢肌阶段是评估兴奋性或紧张性收缩时肌纤维的功能状态。 2.此阶段检测慢肌纤维的肌力和收缩的稳定性。 3.正常值：幅度平均值 >35 μV，变异性 <0.2。 4.若幅度平均值 <35 μV，说明肌肉松弛、力量弱、容易脱垂、漏尿等。	得分情况说明： 1.60 分以下建议 2~3 个疗程。 2.60~80 分建议 1~2 个疗程。 3.80~85 分依产妇意愿确定疗程或用凯格尔球训练。 4.85 分以上建议凯格尔球家庭训练。

四、分析慢肌（Ⅰ类肌纤维）阶段

结果显示				
阶段名称	参数名称	测试值（盆底/腹肌）	参考值	分项得分
前静息状态阶段	平均值	3.9/0.2	<4 μV	81
	变异性	0.17	<0.2	
快肌（Ⅱ类肌纤维）阶段	最大值	71.0/0.5	>40 μV	94
	上升时间	0.23	<0.5 秒	
	恢复时间	0.38	<0.5 秒	
慢肌（Ⅰ类肌纤维）阶段	平均值	41.2/0.7	>35 μV	82
	变异性	0.23↑	<0.2	
耐力阶段	平均值	37.5/1.9	>30 μV	87
	变异性	0.24↑	<0.2	
	后前 10 秒比值	1.02	0.8~1.2	
后静息状态阶段	平均值	2.1/0.1	<4 μV	88
	变异性	0.20↑	<0.2	
总得分		—	—	86.9

五、分析耐力阶段
1.耐力阶段是评估盆底肌的耐力功能，它有助于评估参与持久性收缩的肌纤维的类型。
2.此阶段主要检测盆底肌的协调功能。
3.正常值：信号平均值 >30 μV，变异性 <0.2，在整个 60 秒的持久性收缩期间信号的振幅不下降或几乎不下降。

结果显示				
阶段名称	参数名称	测试值（盆底/腹肌）	参考值	分项得分
前静息状态阶段	平均值	3.9/0.2	<4 μV	81
	变异性	0.17	<0.2	
快肌（Ⅱ类肌纤维）阶段	最大值	71.0/0.5	>40 μV	94
	上升时间	0.23	<0.5 秒	
	恢复时间	0.38	<0.5 秒	
慢肌（Ⅰ类肌纤维）阶段	平均值	41.2/0.7	>35 μV	82
	变异性	0.23↑	<0.2	
耐力阶段	平均值	37.5/1.9	>30 μV	87
	变异性	0.24↑	<0.2	
	后前 10 秒比值	1.02	0.8~1.2	
后静息状态阶段	平均值	2.1/0.1	<4 μV	88
	变异性	0.20↑	<0.2	
总得分		—	—	86.9

续表

项目	实施步骤	说明
操作步骤	**六、后静息状态阶段** 1. 后静息状态阶段是评估盆底肌在一系列活动之后的恢复功能。 2. 正常值：评价静息电位 <4 μV，变异性 <0.2。 3. 若平均静息电位 >4 μV，说明肌肉紧张，盆底呈现缺血状态。 **七、报告分析，制订盆底肌调理方案** 1. 通过单项得分、肌电值分析盆底功能情况，确定其是高张型、低张型或混合型。 2. 根据盆底肌类型制订最佳的盆底肌调理方案。 3. 根据总分建议调理疗程。	

结果显示

阶段名称	参数名称	测试值 （盆底/腹肌）	参考值	分项得分
前静息 状态阶段	平均值	3.9/0.2	<4 μV	81
	变异性	0.17	<0.2	
快肌（Ⅱ类肌 纤维）阶段	最大值	71.0/0.5	>40 μV	94
	上升时间	0.23	<0.5 秒	
	恢复时间	0.38	<0.5 秒	
慢肌（Ⅰ类肌 纤维）阶段	平均值	41.2/0.7	>35 μV	82
	变异性	0.23↑	<0.2	
耐力阶段	平均值	37.5/1.9	>30 μV	87
	变异性	0.24↑	<0.2	
	后前 10 秒比值	1.02	0.8~1.2	
后静息状 态阶段	平均值	2.1/0.1	<4 μV	88
	变异性	0.20↑	<0.2	
总得分		—	—	86.9

任务评价

一、过程性评价

（1）报告解读准确性：观察学习者在解读检测报告过程中，对各项指标的判断是否准确，能否正确识别异常指标并分析其原因。

（2）康复方案合理性：评估学习者为产妇制订的康复方案是否科学合理，是否根据检测报告分析结果和产妇实际情况选择合适的康复方法和确定合理的康复周期。

（3）沟通效果：考察学习者与产妇沟通时的表现，包括语言表达是否清晰易懂、能否准确解答产妇疑问、是否给予产妇足够的心理支持。通过观察学习者与产妇的沟通场景，或让学习者进行模拟沟通，评价其沟通能力。

二、终结性评价

（1）理论知识考核：通过笔试或在线测试的方式，考查学习者对盆底肌解剖生理、检测方法原理、检测报告指标含义等理论知识的掌握程度。

（2）案例分析考核：给出若干份不同情况的盆底肌检测报告案例，要求学习者进行分析，并制订康复方案。根据学习者的分析过程、康复方案制订的合理性以及与产妇沟通的模拟情况进行评分。

（3）产妇满意度调查：在实际临床实习或模拟实践中，收集产妇对学习者服务的满意度评价。通过问卷调查或面对面访谈的方式，了解产妇对报告解读、康复方案制订以及沟通交流等方面的满意度。将产妇满意度作为重要的评价指标，促使学习者不断提高服务质量

📖 知识拓展

磁共振成像在盆底肌检测中的应用

磁共振成像（MRI）能够清晰显示盆底肌的解剖结构、肌肉纤维走向以及与周围组织的关系。对于一些复杂的盆底肌损伤，如肌肉撕裂范围较大、合并盆腔脏器脱垂等情况，MRI检测具有独特优势。分析其在产后盆底肌检测中的应用前景，如可以更精准地评估盆底肌损伤程度，为制订个性化治疗方案提供更详细的信息。

任务二　产后盆底调理仪器使用

任务背景

产妇王某，28 岁。自然分娩后 2 个月余，自述性生活质量下降，大笑或咳嗽时偶尔出现漏尿的困扰，影响了她的生活质量和自信心，遂来产后恢复中心进行咨询。体格检查：体温 36.8 ℃，脉搏 85 次 / 分，心率 16 次 / 分，血压 110/80 mmHg。外阴正常，阴道松弛，子宫颈口用力后有轻度脱垂现象。

任务：为促进王女士产后生理功能的恢复，请运用专业知识和技能，选择合适的盆底调理仪器，指导王女士运用产后盆底调理仪器进行产后盆底调理，帮助她恢复盆底功能，解决漏尿等问题。

任务目标

知识目标

1. 能叙述产后盆底调理仪器的操作原理及功能。

2. 具备盆底评估的理论知识和操作技能。

3. 熟知产后盆底调理仪器的操作流程和任务评价。

能力目标

1. 具备体格检查能力，能对产妇产后盆底状况进行评估，有一定的心理疏导能力。

2. 能根据产妇盆底状况完成产后盆底调理。

3. 在治疗过程中敏锐观察产妇反应，根据反应适时调整仪器参数或治疗方案，具备处理常见问题的能力。

素质目标

1. 服务意识强，遵守职业道德。

2. 具有良好的沟通与协调能力，善于与产妇及其家属沟通。

3. 尊重产妇，关爱产妇身心健康。

📖 任务分析

一、任务描述

1.产妇情况分析 产妇产后出现盆底功能障碍，可能由多种因素导致。分娩过程中，胎儿通过产道对盆底肌肉和筋膜造成过度牵拉，使其弹性降低；妊娠期激素水平变化，也会使盆底支持组织松弛。了解产妇的分娩方式（顺产或剖宫产）、产程长短、是否有会阴侧切或助产等情况，以及妊娠期间有无并发症，对于判断盆底功能受损程度和选择合适的康复方法至关重要。同时，产妇的年龄、身体基础状况、是否有慢性疾病等，也会影响康复进程和仪器使用的安全性。

2.仪器选择分析 不同类型的盆底调理仪器具有各自的优势和适用场景。电刺激类仪器对于盆底肌肉严重松弛、无法自主收缩的产妇，可作为初始治疗手段，帮助肌肉恢复力量；生物反馈类仪器适用于能够自主收缩盆底肌肉，需要提高肌肉控制能力和协调性的产妇；磁刺激类仪器则对深部盆底肌肉功能障碍或传统治疗效果不佳的产妇更为有效。在选择仪器时，要综合考虑产妇的具体病情、康复需求以及经济承受能力等因素。

3.操作流程分析 仪器操作流程包括使用前准备、安装电极（或其他配件）、连接仪器与设置参数、启动仪器与观察反应、治疗过程中的注意事项及治疗结束操作等环节。每个环节都有严格的操作规范和要点，如仪器调试时参数设置要精准，安装电极要注意尺寸合适、位置准确且固定牢固，治疗过程中要密切观察产妇反应并及时调整参数等。任何一个环节出现问题，都可能影响治疗效果甚至对产妇造成伤害。

4.风险及应对分析 在使用盆底调理仪器的过程中，可能存在一些风险。例如，仪器消毒不彻底可能导致产妇感染；参数设置不当或操作失误可能引起产妇不适甚至肌肉损伤；产妇对治疗效果期望过高，若短期内未达到预期可能产生焦虑情绪等。针对这些风险，需要制订相应的应对措施，如严格执行仪器及配件的消毒流程，操作前仔细检查仪器性能和参数设置，治疗过程中加强与产妇的沟通，及时告知治疗进展和可能出现的情况，缓解产妇的焦虑情绪。

二、任务要求

（1）能熟练使用盆底调理仪器。
（2）能根据评估报告及症状正确选择盆底肌调理模式。
（3）能正确指导产妇进行盆底肌训练。

产后盆底肌调理的实施步骤及说明见表6.2。

表 6.2 产后盆底肌调理的实施步骤及说明

项目	实施步骤	说明
评估	1. 环境条件：干净，整洁，安全，温度24~26 ℃，湿度50%~60%，安静私密，防噪性能好，可播放柔和的音乐。 2. 物品准备：盆底调理仪，打印机，音响，一次性垫巾，清洁毛巾，拖鞋（有条件者可备浴衣，一次性短裤），一次性电极贴片，医用乙醇，聚维酮碘，医用棉签，消毒罐，消毒镊，消毒钳，医用手套，口罩，客户信息登记表，盆底问卷调查表。 3. 产妇评估：分娩方式，胎次，生产时间，产妇身体健康状况及心理状态，有无盆底相关临床症状。 4. 自身准备：着装整齐，剪指甲，洗手。	选择适合产妇的轻音乐。 根据实际情况选择物品。 为产妇选择适合调理时间和状态。
沟通	1. 告知盆底肌调理的意义和操作方法。 2. 简单讲解盆底肌的位置和功能。 3. 教会产妇找到盆底肌的方法。 4. 指导产妇练习收缩盆底肌，找到收缩的感觉。	尊重产妇，态度和蔼，语气温柔。
操作	一、准备 1. 检查：物品是否准备齐全。 2. 产妇随身物品保管：将产妇的随身物品放置于保管柜中，以免打扰到产妇。 3. 产妇自身准备：排空大小便。 4. 充分休息：让产妇休息几分钟后再进行操作，以免影响结果。 5. 操作者准备：调试仪器，检查耗材、床上用品和消毒用品。 二、产妇姿势 上身与下肢呈120°，两腿自然伸直，双脚外旋。 三、消毒 戴上一次性手套和口罩，用棉签蘸取聚维酮碘，进行外阴消毒。消毒顺序：大小阴唇 → 阴阜 → 阴道口 → 肛门。 四、连接电极、放置探头 1. 用医用乙醇清洁腹部、髂前上棘贴电极片的位置，去除皮肤上油脂及异物。 2. A通道：参考电极贴于左侧髂前上棘处，电极片紧贴皮肤，阴道探头放于阴道中，调整探头位置，不要过深，使金属面接触阴道左右两侧。 3. B通道：第一片电极的上缘和肚脐的水平线对齐，左侧距腹中线2 cm；第二片电极的上缘距离第1片的下缘2 cm，左侧距腹中线2 cm；电极片紧贴皮肤；参考电极贴于右侧髂前上棘处。	排空乳房及大小便，解松发带和腹带。 上半身与下肢呈120°，此时盆底肌是最放松的状态。两腿自然外旋，可减少闭孔内肌收缩带来的干扰。 不可重复使用棉签，一个位置使用一次，由上往下消毒，用完就扔进医用废物桶。 阴道电极的放置：嘱产妇张开双腿露出外阴部并深吸气，在产妇深吸气的同时，操作者手持阴道探头尾部，将探头放于产妇阴道内。

项目	实施步骤	说明
操作	**五、设备页面操作——盆底肌评估** 通过盆底肌评估确定产妇盆底肌类型是高张型、低张型或混合型盆底肌，根据产妇盆底肌类型制订最佳的盆底肌调理策略。 **六、设备页面操作——盆底肌训练** 根据产妇盆底肌评估情况选择适合的训练方案。盆底肌调理方案主要有3种，具体如下。 1.高张型盆底肌调理策略。 （1）准备：产妇排空膀胱，检查产妇有无妇科炎症，了解产妇体位是否舒服。 （2）评估：两步判断高张型盆底肌。第一步，问诊产妇盆底的临床症状。第二步：①若前后静息状态阶段盆底肌的测试平均值高于参考值，考虑高张型盆底肌（以后静息状态阶段为主）；②若产妇没有高张症状，仅有基线高（以6为基准），要排除心理精神因素、环境因素对产妇造成的影响，同时还要考虑产妇阴道黏膜过于敏感的可能性；③若产妇有高张状态，而基线正常，要考虑多胎、年龄较大的产妇，其病程较长、肌纤维受损严重、肌肉力量呈现退化，表现为松弛型。 （3）训练原则：①教会产妇腹式呼吸；②指导产妇做瓦萨瓦运动，放松盆底肌；③通过手法按摩肌筋膜放松；④通过音乐让产妇放松。 （4）训练方案：选择"私密放松""尿控重塑（活跃型）""肠道疏通（紧张型）"方案，也可以依据仪器现有方案来进行选择。 （5）特殊情况：若产妇的分娩方式是剖宫产，评估盆底肌呈高张型，评分在6左右，此外产妇无疼痛、压痛、急迫性尿失禁等症状，可选择"私密保健"方案。	评估无须每次训练都做，建议在调理的第一次和最后一次进行。 训练时间：建议每次训练时间为30分钟；根据报告得分、产妇的表现等因素设置疗程。 1.高张型盆底肌又称过度活动型，产妇盆底肌肉过度兴奋，活动过于频繁；主要表现为性交疼痛、盆底痛、便秘、尿潴留等。 2.评估时，看前后静息状态阶段盆底肌的测试平均值和变异性。 3.注意事项： （1）检查大小便是否排空。 （2）排除炎症。 （3）姿势要舒服。 （4）训练完休息后再做测试。

结果显示

阶段名称	参数名称	测试值（盆底/腹肌）	参考值	分项得分
前静息状态阶段	平均值	13.2↑/0.0	<4 μV	18
	变异性	0.12	<0.2	
快肌（Ⅱ类肌纤维）阶段	最大值	72.4/0.5	>40 μV	85
	上升时间	0.65↑	<0.5 秒	
	恢复时间	0.80↑	<0.5 秒	
慢肌（Ⅰ类肌纤维）阶段	平均值	38.4/0.2	>35 μV	79
	变异性	0.25↑	<0.2	
耐力阶段	平均值	27.3↓/0.8	>30 μV	61
	变异性	0.35↑	<0.2	
	后前10秒比值	0.66↓	0.8~1.2	
后静息状态阶段	平均值	11.0↑/0.0	<4 μV	19
	变异性	0.12	<0.2	
总得分		—	—	65.1

项目	实施步骤	说明
操作	2.低张型盆底肌调理策略。 （1）准备：产妇排空膀胱，检查产妇有无妇科炎症，了解产妇体位是否舒服。 （2）评估：两步判断低张型盆底肌。第一步，问诊产妇盆底的临床症状。第二步，通过仪器测试值进行判断，如分项得分低，快肌阶段、慢肌阶段和耐力测试阶段盆底肌的测试平均值均低于参考值。 （3）训练原则：①肌肉训练；②快慢肌协调性训练；③肌肉稳定性训练；④肌肉收缩力量训练。 （4）训练方案：三大方案训练低张型盆底肌。①方案一（门店电刺激法）：选择"私密紧致""盆腔支持重塑""尿道重塑（松弛型）""肠道疏通（松弛型）"方案，也可依据仪器现有方案进行选择；②方案二：产妇在家运用凯格尔球进行训练；③方案三：产妇自行持续性的凯格尔训练。 （5）特殊情况：若评估盆底肌活动减弱，肌肉导致的症状明显，此外产妇无疼痛、压痛、急迫性尿失禁等症状，可选择"私密保健"方案。	1.低张型盆底肌又称松弛型、活动减弱型，产妇盆底肌肉力量差，变异性大，几乎无法维持收缩运动。 2.评估时，先看分项得分再看测试值；然后看快肌阶段、慢肌阶段是否低于参考值；最后看阶段耐力是否稳定。 3.注意事项： （1）凯格尔训练时无须尽最大力量收缩，保持稳定即可。 （2）产妇在治疗过程中出现基线明显升高或放松困难时，需添加腹式呼吸放松。 治疗过程中出现明显刺痛，要排除感染、炎症和水肿等可能。

结果显示				
阶段名称	参数名称	测试值 （盆底/腹肌）	参考值	分项得分
前静息 状态阶段	平均值	3.2/0.1	<4 μV	84
	变异性	0.17	<0.2	
快肌（Ⅱ类肌 纤维）阶段	最大值	38.7↓/0.6	>40 μV	83
	上升时间	0.37	<0.5 秒	
	恢复时间	0.56↑	<0.5 秒	
慢肌（Ⅰ类肌 纤维）阶段	平均值	12.7↓/0.5	>35 μV	40
	变异性	0.26↑	<0.2	
耐力阶段	平均值	10.7↓/1.1	>30 μV	58
	变异性	0.17	<0.2	
	后前10秒比值	0.94	0.8~1.2	
后静息状 态阶段	平均值	2.3/0.1	<4 μV	87
	变异性	0.19	<0.2	
总得分		—	—	65.6

3.混合型盆底肌调理策略。
（1）准备：产妇排空膀胱，检查产妇有无妇科炎症，了解产妇体位是否舒服。

项目	实施步骤	说明
操作	（2）评估：两步判断混合型盆底肌。第一步，问诊产妇盆底的临床症状。第二步，通过测试报告进行判断。①总得分是否高于80分；②前后静息状态阶段高于参考值（盆底肌高张）；③快肌阶段、慢肌阶段的测试平均值低于参考值（肌力不够）；④慢肌阶段和耐力阶段的变异性是否高于参考值（盆底肌的稳定性较差）。 （3）训练原则：依次解决盆底肌存在的问题。第一步，处理高张问题（定期做评估，高张解决后再进行第二步）；第二步，处理松弛问题；第三步，调节肌肉协调性。 （4）训练方案：通过评估报告自动生成一套训练方案。在模式中选择"尿控重塑混合型"，也可依据仪器现有方案进行选择。缓解高张在日常训练中加低频电刺激，同时加腹式呼吸训练。在家中进行家庭训练，在家中做腹式放松、瓦萨瓦动作（前提条件是产妇学会了正确的动作）。	混合型盆底肌既有高张的症状表现为盆底高张，如性交痛、便秘、尿潴留等；也有低张的症状，如松弛、腹压升高出现漏尿、性高潮唤起障碍等。问诊症状可排除由精神紧张、阴道黏膜敏感导致的假高张。

结果显示

阶段名称	参数名称	测试值（盆底／腹肌）	参考值	分项得分
前静息状态阶段	平均值	10.2↑/0.2	<4 μV	17
	变异性	0.17	<0.2	
快肌（Ⅱ类肌纤维）阶段	最大值	37.5↓/1.4	>40 μV	75
	上升时间	0.87↑	<0.5 秒	
	恢复时间	0.46	<0.5 秒	
慢肌（Ⅰ类肌纤维）阶段	平均值	19.7↓/1.4	>35 μV	57
	变异性	0.19	<0.2	
耐力阶段	平均值	18.1↓/1.2	>30 μV	77
	变异性	0.15	<0.2	
	后前10秒比值	1.02	0.8~1.2	
后静息状态阶段	平均值	8.4↑/0.1	<4 μV	31
	变异性	0.14	<0.2	
总得分		—	—	59.6

七、打印报告
点击打印，打印报告。
八、取下电极，取出探头
1. 操作者戴医用手套取下腹部贴片，让产妇屈膝，快速取出阴道探头。
2. 指导产妇用纸巾擦拭阴道，穿衣服。
3. 用流水冲洗阴道探头（专人专用）、晾干、收好备用。
九、分析报告

续表

项目	实施步骤	说明
整理	1. 整理用物，将物品归位，保持房间整洁。 2. 整理产妇相关资料并做好保密工作。 3. 关闭仪器，切断电源，房间消毒。 4. 洗手记录。	及时清理物品。

任务评价

一、过程性评价

（1）操作规范性：观察学习者在仪器使用前准备、安装电极、连接仪器、设置参数、启动仪器及治疗过程中的操作是否符合规范流程。

（2）沟通能力：评价学习者与产妇沟通交流的能力，包括询问病史时是否耐心细致，能否清晰向产妇解释治疗方案和仪器使用过程中的注意事项，在治疗过程中是否能及时了解产妇感受并给予回应，缓解产妇紧张情绪。

（3）问题解决能力：考查学习者在遇到仪器故障、产妇出现异常反应等问题时的应对能力。如仪器参数突然出现异常，学习者能否迅速判断问题所在并采取正确的解决措施；产妇在治疗过程中出现疼痛，学习者能否分析原因并调整治疗方案。

二、终结性评价

（1）理论知识考核：通过笔试或在线测试等方式，考查学习者对产后盆底功能障碍的成因、症状、危害，常见盆底调理仪器的工作原理、特点、适用范围，以及仪器使用前准备、操作流程、注意事项等理论知识的掌握程度。

（2）技能操作考核：安排学习者在模拟场景下进行盆底调理仪器的操作，由专业教师根据操作规范和流程进行评分。重点考核仪器选择是否恰当，操作步骤是否熟练、准确，治疗效果是否达到预期等。

（3）患者满意度评价：通过问卷调查或访谈等方式，收集产妇对学习者服务的满意度评价。了解产妇对治疗效果、服务态度、沟通交流等方面的感受和意见。将产妇满意度作为任务评价的重要指标之一，促使学习者更加注重服务质量和患者体验。

📖 知识拓展

盆底康复相关研究方向

1. 盆底康复与产后身体其他系统康复的关联。阐述盆底功能与产后腹部肌肉恢复、骨盆稳定性、体态调整等方面的相互关系。例如，盆底肌肉松弛可能会影响骨盆的正常位置，进而导致体态改变和腰部疼痛。强调在进行盆底康复治疗时，应综合考虑产妇身体其他系统的状况，制订全面的康复方案。

2. 心理因素对盆底康复的影响及干预措施。分析产妇产后心理状态（如焦虑、抑郁等情绪）对盆底康复效果的影响。心理因素可能会导致盆底肌肉紧张度异常，影响康复进程。介绍通过心理疏导、放松训练等干预措施，帮助产妇缓解心理压力，促进盆底康复的方法和经验。例如，开展团体心理辅导活动，让产妇之间相互交流经验，减轻心理负担。

任务三　产后盆底肌锻炼

任务背景

产妇张某，29岁。自然分娩后2个月余，自述性生活质量下降，大笑或咳嗽时偶尔出现漏尿，遂来产后恢复中心进行咨询。体格检查：体温 36.5 ℃，脉搏 86 次/分，心率 17 次/分，血压 115/80 mmHg。外阴正常，阴道松弛，子宫颈口用力后有脱垂现象。

任务：请指导张女士正确进行盆底肌锻炼，帮助其改善盆底肌功能，解决漏尿问题，提升生活质量，同时预防因盆底肌松弛引发的其他盆底疾病。在实施过程中，要根据产妇的身体状况和反馈及时调整锻炼方案，确保锻炼安全、有效。

任务目标

知识目标

1. 理解盆底肌的解剖结构、生理功能以及产后盆底肌松弛的原因、危害。

2. 能认知盆底肌锻炼的意义。

3. 熟知盆底肌锻炼的正确方法、操作流程和任务评价。

能力目标

能根据产妇身体状况指导产妇完成盆底肌锻炼。

素质目标

1. 服务意识强，遵守职业道德。

2. 具有一定的协调与沟通能力，善于与产妇及其家属沟通。

3. 尊重产妇，关爱产妇身心健康。

任务分析

一、任务描述

1. 产妇情况分析　　产妇产后出现盆底肌松弛，与分娩过程密切相关。顺产时，胎儿通过产道对盆底肌产生长时间的压迫和牵拉，易导致肌肉纤维损伤、松弛；剖宫产虽在一定程度上减少了对盆底肌的直接压迫，但孕期激素变化使盆底肌支持结构松弛，仍可能出现盆底肌功能障碍。此外，产妇年龄、孕期体重增长情况、是否有慢性咳嗽或便秘等增加腹压的因素，也会影响盆底肌恢复。了解产妇这些情况，有助于判断盆底肌受损程度，制订针对性锻炼计划。

2. 锻炼计划制订分析　制订锻炼计划要遵循循序渐进、个性化原则。初期锻炼强度不宜过大，以产妇能耐受为宜，随着盆底肌功能改善逐渐增加强度和难度。同时，要根据产妇反馈及时调整计划，如产妇在锻炼过程中出现疼痛或不适，应暂停或调整锻炼方式。

3. 风险及应对分析　在盆底肌锻炼过程中，可能存在一些风险。如锻炼方法不正确，可能导致盆底肌疲劳、损伤；产妇过度用力，可能引发血压升高、头晕等不适；对于有盆底器官脱垂的产妇，不当锻炼可能加重脱垂程度。针对这些风险，要加强对产妇的培训和指导，确保其掌握正确锻炼方法；在锻炼前，对产妇进行全面身体评估，排除禁忌证；锻炼过程中，密切观察产妇反应，及时给予指导和调整。

二、任务要求

对产后 2 个月的产妇进行盆底肌的功能锻炼，恢复盆底肌的功能。盆底肌纤维分为慢缩肌纤维和快缩肌纤维。可以采用盆底桥式练习、拉长上身练习、气球练习、健身球练习等方法提高慢缩肌纤维的肌力；采用拔草练习、爆破音练习提高快缩肌纤维的肌力。

任务实施

产妇盆底肌训练指导的实施步骤及说明见表 6.3。

表 6.3　产妇盆底肌训练指导的实施步骤及说明

项目	实施步骤	说明
准备	1. 环境条件：干净，整洁，安全，温度 22~24 ℃，湿度 50%~60%，可播放柔和的音乐。 2. 物品准备：小型音响设备，椅子，按摩床，手消毒剂等。 3. 产妇评估：分娩方式，产妇身体健康状况，有无伤口及伤口愈合情况，心理状态。 4. 自身准备：着装整齐，洗手。	选择适合产妇的轻音乐。 注意卫生消毒。 为产妇选择适合运动时间和状态。
沟通	1. 与产妇核对相关信息并询问其训练的意愿。 2. 向产妇解释训练的目的、方法和注意事项。	尊重产妇，态度和蔼，语气温柔。
操作	**技能一：产妇盆底慢缩肌纤维肌力训练** 姿势：协助产妇取适合的位置。 1. 盆底桥式练习：双脚打开与骨盆同宽。向下伸展的双臂，放松地放在体侧。平稳呼吸，呼气时，将会阴向内收缩；吸气时放松。重复几次。之后在呼气和收缩时，将最底部的腰椎向上"卷"起，并在这个位置上保持一段时间，下次或下下次呼气时，再落回。接下来依次抬起最底部的两节腰椎，然后是三节、四节，以此类推。	时间选在餐后半小时到 1 小时，产妇穿宽松舒适衣服，排空乳房及大小便，解松发带和腹带。

项目	实施步骤	说明
操作	 2. 拉长上身练习：指导产妇坐在坐垫或折叠的被褥上，双手抓握着膝盖，坐骨来回移动调整，直到坐在坐骨最高点，并保持身体稳定。将头顶慢慢地向天花板延伸，去感受椎骨之间的距离越来越大，坐骨和头顶的距离也舒适地变大。抬高会阴，保持收缩，时长足以完成几次呼吸，再放松。重新抬高会阴，收紧腹部（把肚脐向上、向后拉伸），同时不要移动背部。保持三点之间的距离，向后倾斜，感受盆底对抗自上而下的压力。继续配合呼吸，胸骨向前伸展。当感觉到盆底支撑不住的时候，要及时恢复至原位，解除压力。 3. 气球练习：轻轻地向气球里吹气，直到它稍微鼓起。同时，盆底以同样的强度向上、向内收缩。然后，再放松。重复吹气动作，直到盆底自然而然地形成反作用力为止。 进阶练习：试着克服阻力，将气球吹起来。 4. 健身球练习：双手在臀部后面支撑住。坐骨向前移动，双手用来制动，保证身体不发生移动。同时盆底参与进来，它可以帮助坐骨进行"铲"的动作，共计10次。 双手放在臀部两侧。右侧坐骨压进球中，向左移动，然后右手向右侧下压以抵消坐骨向左侧的运动。10次后，换另一侧进行。	提示：如果无法结合呼吸，则先将两者分开练习。 试着感受这个姿势如何让盆腔器官完全放松。 训练量：保持盆底收缩，直至无法继续平稳地呼吸。 提示：若膝盖、髋部或背部有不适时，可以在竖直坐姿时，微微屈腿。 训练量：至少来回4次。接着，再向前倾斜一次，感受几次呼吸带来的令人愉悦的臀部及胸肌拉伸。 提示：如果在练习时，发现身体无法保持紧实，则采取膝肘卧位练习。或者往合紧的双手里轻轻地吹气。 提示：必须看起来像是毫无运动发生一般。保持呼吸的配合。

项目	实施步骤	说明
操作	 **技能二：产妇盆底快缩肌纤维肌力训练** 姿势：协助产妇取适合的位置。 1.拔草练习：想象眼前是一片美丽的草坪，此时正值初夏，小草还无比嫩绿。想象自己光着脚走在上面，开始轻轻地把草茎拔出来——用盆底肌肉，而不是手指。首先用阴道肌肉拔"草"（可以是拔3次草茎，每次8根），然后用尿道括约肌（拔3次草茎，每次8根），接着用肛门括约肌（拔3次草茎，每次8根）。想象自己可以让这些肌肉各自分开来运动。 2.爆破音练习：一只手放在盆底处，响亮地发出［k］音。再试着以同样的音量和力度发［p］或者［t］音。将注意力分别集中在尿道口、阴道口以及肛门，然后有意识地完成这些区域的肌肉闭合运动。 发［p］音时，分别尝试让尿道口、阴道口、肛门其中之一完成闭合各5次。 发［t］音时，分别尝试让尿道口、阴道口、肛门其中之一完成闭合各5次。 发［k］音时，分别尝试让尿道口、阴道口、肛门其中之一完成闭合各5次。	时间选在餐后半小时到1小时，产妇穿宽松舒适衣服，排空乳房及大小便，解松发带和腹带。 提示：将肌肉完全分开是不可能的，请尝试着对其有所细分。如果在训练初期无法调动这些肌肉也没有问题。开始时让肌肉接受想象中的训练就够了。 在练习中，保持臀部放松，让别人观察不到动作发生。练习中要注意让盆底得到充分的组间休息。 提示：如果出现不舒适的感觉（如没有感到任何反射性收缩或有脱垂感出现漏尿状况等），仍然应该坚持做这个重要的练习，但必须在膝肘体式进行。几周后再试着采用坐姿或站姿训练。

项目	实施步骤	说明
操作		
整理	1. 协助产妇休息。 2. 整理用物。 3. 洗手记录。	询问产妇有无不适，是否感知到盆底肌收缩，协助产妇喝一杯温开水，取舒适姿势休息。

▼ 任务评价

一、过程性评价

（1）评估准确性：观察学习者对产妇盆底肌功能评估的准确性，包括病史询问是否全面、检查方法运用是否正确、评估结果判断是否合理。

（2）计划合理性：评价学习者为产妇制订的盆底肌锻炼计划是否合理，是否根据产妇盆底肌功能、身体状况、个人意愿等因素综合考虑。

（3）指导有效性：考核学习者对产妇锻炼指导的有效性，包括动作示范是否标准、错误动作纠正是否及时准确、康复器使用指导是否清晰易懂。观察学习者在生物反馈训练中，能否根据仪器反馈信息有效引导产妇进行锻炼。

二、终结性评价

（1）理论知识考核：通过笔试或在线测试，考查学习者对盆底肌解剖生理、产后盆底肌松弛原因、盆底肌锻炼方法原理及注意事项等理论知识的掌握程度。

（2）技能操作考核：安排学习者在模拟场景下，为模拟产妇进行盆底肌功能评估、制订锻炼计划并指导锻炼。由专业教师根据操作规范和流程进行评分，重点考核评估手法是否熟练准确、锻炼计划制订是否科学合理、指导过程是否流畅有效。

（3）产妇满意度评价：通过问卷调查或访谈等方式，收集产妇对学习者服务的满意度评价。了解产妇对锻炼指导效果、沟通交流、关怀程度等方面的感受和意见。将产妇满意度作为任务评价的重要指标之一，促使学习者不断提高服务质量。

📖 知识拓展

虚拟现实辅助盆底肌锻炼

虚拟现实（VR）技术通过创建虚拟场景，让产妇在沉浸式环境中进行盆底肌锻炼，增加锻炼趣味性和参与度。例如，产妇可在虚拟场景中控制角色进行各种动作，而这些动作与盆底肌收缩和放松相关联。研究表明，VR辅助盆底肌锻炼能显著提高产妇锻炼依从性和效果。

项目七　科学瘦身

任务一　产后营养需求特点探究

任务背景

李某，28岁，初产妇，顺产分娩一名健康男婴。产后家人为了让她尽快恢复身体，每日准备大量高蛋白、高脂肪食物，如猪蹄汤、鸡汤等，且几乎不搭配蔬菜和水果。然而，产后两周李某便出现了便秘情况，且感觉身体虚弱，乳汁分泌量也较少，宝宝常常因吃不饱而哭闹。此外，李某在产后复查时发现自己出现了轻微贫血症状。这些情况让李某及其家人十分担忧，他们意识到在产后营养安排上可能存在问题，但却不知如何解决。

任务：此案例凸显出许多产妇及其家属在产后营养知识方面的欠缺。请指导李女士及其家属合理安排产后饮食，以满足产妇身体恢复和婴儿健康成长的需求。

任务目标

知识目标

1.全面掌握产后身体生理变化与营养需求的关联，包括激素水平波动、新陈代谢改变、组织器官修复等对各类营养素的不同需求。

2.熟知产后不同阶段（产褥早期、中期、晚期）产妇身体恢复重点及相应的营养需求特点，如产后初期伤口愈合、恶露排出的营养支持，中期乳汁分泌的营养强化，晚期身体机能全面恢复的营养均衡搭配。

3.了解各类营养素（蛋白质、脂肪、碳水化合物、维生素、矿物质、膳食纤维等）在产后身体恢复及母乳喂养中的具体作用和每日适宜摄入量。

能力目标

1.能够根据产后不同阶段的营养需求特点，为产妇制订个性化、科学合理的饮食计划，确保营养供给既满足身体恢复又契合母乳喂养需求。

2.具备辨别不同食物营养成分的能力，从而在食材选购过程中，精准挑选适合产后不同阶段食用的食材，保证饮食的多样性和营养丰富性。

3. 学会分析产妇身体状况和营养摄入情况，当出现营养缺乏或过剩相关症状时，能及时调整饮食方案进行干预。

素质目标

1. 培养产妇及家属对产后营养重要性的深刻认知，树立科学的产后营养观念，摒弃传统不科学的饮食习俗。

2. 提升产妇自主关注自身营养健康的意识，养成良好的饮食习惯，以积极主动的态度管理产后营养摄入，促进身体恢复和母婴健康。

3. 通过对产后营养需求特点的探究和实践，增强家庭对产妇产后恢复的关怀和支持，营造有利于产妇身心康复的家庭氛围。

📖 任务分析

1. 产后身体的生理变化　　产后产妇身体会发生一系列生理变化，包括子宫复旧、伤口愈合、激素水平调整等，同时还要进行乳汁分泌。这些生理过程都需要大量的营养物质支持。例如，子宫复旧需要蛋白质、维生素 C 等参与组织修复；乳汁分泌则依赖于能量、蛋白质、钙、维生素等多种营养素的充足供应。

2. 产后营养需求特点　　从能量需求来看，由于产后身体恢复和哺乳的双重任务，能量需求大幅增加。蛋白质是身体修复和乳汁合成的重要原料，需求量显著提升。维生素和矿物质在维持身体正常生理功能、促进乳汁分泌及婴儿发育方面起着不可或缺的作用，如维生素 A 对婴儿视力发育重要，钙在乳汁分泌中大量流失，产妇需增加摄入。此外，膳食纤维有助于预防产后便秘，水分对于保证乳汁分泌至关重要。

3. 产后营养需求的影响因素　　不同分娩方式（顺产或剖宫产）、产妇的基础健康状况（是否有妊娠糖尿病、妊娠高血压等）以及哺乳情况（纯母乳喂养、混合喂养等）都会对产后营养需求产生影响。例如，剖宫产产妇由于手术创伤，可能需要更多的蛋白质和维生素来促进伤口愈合；患有妊娠糖尿病的产妇在产后饮食上则需要更严格地控制碳水化合物的摄入。

📐 任务实施

1. 能量补充　　建议产后哺乳期女性每天额外增加 500~600 千卡能量摄入。可通过增加主食（如全麦面包、糙米饭）、优质脂肪（如橄榄油、鱼油）和蛋白质类食物（如瘦肉、鱼类）的摄入来满足。

燕麦核桃粥（图 7.1）：食材包括燕麦 30 g、核桃 15 g、大米 20 g。先将大米洗净浸泡半小时，燕麦淘洗干净。锅中加水，放入大米煮开后转小火，再加入燕麦继续煮 20 分钟左右，最后加入碾碎的核桃，煮 5 分钟即可。此粥富含碳水化合物、优质脂肪，能提供充足能量。

香煎三文鱼（图 7.2）：三文鱼 150 g，用少许盐、黑胡椒腌制 15 分钟。平底锅倒入少量橄榄油，放入三文鱼，小火煎至两面金黄。三文鱼富含优质蛋白与不饱和脂肪酸，为产妇补充能量的同时有益心血管健康。

2. 蛋白质摄入　　保证每天每千克体重摄入 1.2~1.5 g 蛋白质。鼓励产妇多食用瘦肉、鱼类、蛋类、奶制品、豆类及其制品。

牛奶蒸蛋（图 7.3）：鸡蛋 2 个、牛奶 200 mL、少许盐和葱花。鸡蛋打散，加入牛奶、盐搅拌均匀，过筛去除浮沫，盖上保鲜膜，用牙签扎几个小孔，上锅蒸 10~15 分钟，出锅撒上葱花。牛奶蒸蛋富含优质蛋白质，易于消化吸收。

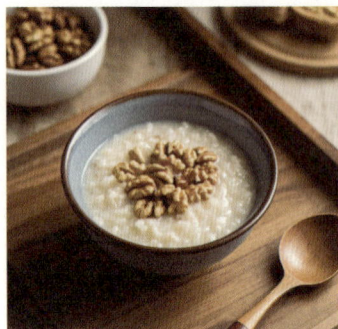

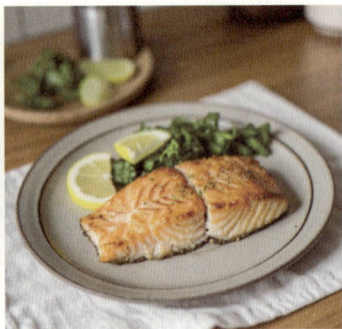

图 7.1　燕麦核桃粥　　　　　　图 7.2　香煎三文鱼　　　　　　图 7.3　牛奶蒸蛋

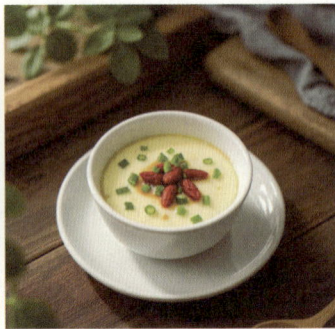

山药豆腐汤：豆腐 200 g、山药 100 g、香菇适量。香菇泡发后切丝，山药去皮切块，豆腐切块。锅中倒油，放入香菇丝煸炒，加水煮开后放入山药和豆腐，煮至食材熟透，调味即可。豆腐与山药能提供丰富的植物蛋白，还能补充膳食纤维。

3. 维生素补充

（1）补充维生素 A。多食用动物肝脏、奶类、胡萝卜、菠菜等食物，确保每天摄入量达到 1000~1200 μg 视黄醇活性当量。

胡萝卜苹果奶昔：胡萝卜半根、苹果半个、牛奶 200 mL。胡萝卜和苹果洗净切块，与牛奶一起放入搅拌机打成奶昔，富含包括维生素 A 在内的多种维生素，口感清甜。

（2）补充维生素 C。多吃新鲜水果和蔬菜，如橙子、草莓、猕猴桃、西蓝花等，使每天维生素 C 摄入量达到 130~150 μg。

草莓橙子沙拉：草莓 10 颗、橙子 1 个、少许蜂蜜。草莓洗净去蒂，橙子去皮切块，加入少许蜂蜜拌匀，清爽可口，补充大量维生素 C。

（3）补充 B 族维生素：通过全谷类食物、肉类、豆类、绿叶蔬菜等补充，以维生素 B_1 为例，每天摄入量宜为 1.5~1.8 μg。

全麦蔬菜煎蛋饼：全麦面粉 50 g、鸡蛋 1 个、菠菜、胡萝卜适量。菠菜焯水切碎，胡萝卜切丝，与全麦面粉、鸡蛋混合，加适量水搅拌成面糊，平底锅煎至两面金黄，富含 B

族维生素等多种营养。

4. 矿物质摄入

（1）钙。增加奶制品（牛奶、酸奶）、豆制品、虾皮、芝麻等食物摄入，每天钙摄入量达到 1000~1200 mg。必要时在医生指导下补充钙剂。

牛奶燕麦片配芝麻糊：早上冲一杯牛奶燕麦片，搭配一小碗芝麻糊，牛奶、燕麦、芝麻都富含钙元素，可简单便捷补充钙。

鲫鱼豆腐汤（图7.4）：鲫鱼一条、豆腐 200 g。鲫鱼处理干净煎至两面金黄，加水大火煮开后转小火慢炖，放入豆腐继续煮至汤呈奶白色，补钙又下奶。

（2）铁。多食用红色肉类、动物肝脏、豆类、绿叶蔬菜等富含铁的食物，保证每天铁摄入量为 25~30 mg。

菠菜猪肝汤：猪肝 100 g、菠菜 200 g。猪肝洗净切片，焯水去腥，菠菜切段。锅中加水，放入猪肝煮开，加入菠菜煮熟，调味即可，补铁效果好。

红豆红枣粥：红豆 50 g、红枣 10 颗、大米 30 g。红豆提前浸泡，大米洗净，与红枣一起煮粥，有补铁养血功效。

（3）锌。通过海鲜、瘦肉、坚果等食物摄入，每天锌摄入量保持在 15~20 mg。

腰果虾仁：虾仁 200 g、腰果 50 g、青椒适量。虾仁加盐、料酒腌制，青椒切块。锅中倒油，先炒虾仁至变色盛出，再炒青椒，放入虾仁、腰果翻炒均匀，补锌又美味。

5. 膳食纤维摄入　　鼓励产妇多吃蔬菜（如芹菜、韭菜）、水果（如苹果、香蕉）、全谷类食物，每天膳食纤维摄入量达到 25~30 g，以预防便秘。

蔬菜糙米饭团（图7.5）：糙米 100 g、胡萝卜、西蓝花、香菇适量。糙米煮熟，蔬菜焯水切碎，混合后捏成饭团，富含膳食纤维，饱腹感强。

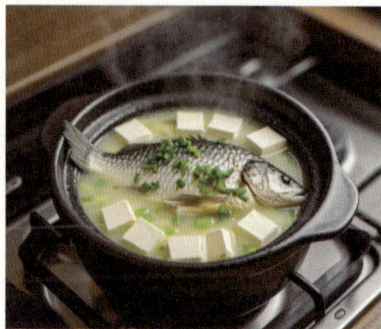

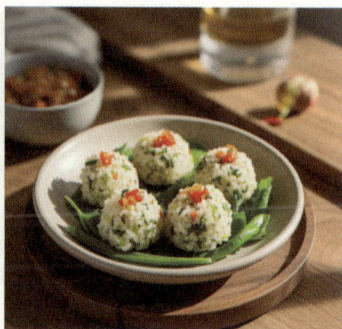

图 7.4　鲫鱼豆腐汤　　　　　　　图 7.5　蔬菜糙米饭团

香蕉燕麦松饼：香蕉 1 根、燕麦 30 g、鸡蛋 1 个。香蕉压成泥，与燕麦、鸡蛋混合成面糊，平底锅小火煎成松饼，美味又补充膳食纤维。

6. 水分补充　　每天总的水分摄入量不少于 2000 mL，除白开水外，可适量饮用清淡的汤类，如鱼汤、鸡汤、蔬菜汤等。

菠菜蛋花汤：菠菜 200 g、鸡蛋 1 个。菠菜切段，鸡蛋打散。锅中加水煮开，放入菠菜，倒入蛋液搅拌成蛋花，调味即可，补充水分同时营养丰富。

番茄玉米汤：番茄 1 个、玉米半根。番茄去皮切块，玉米切段，加水煮汤，酸甜可口，补充水分与维生素。

任务评价

（1）产妇身体恢复情况：观察产妇产后身体各项指标的恢复情况，如子宫复旧是否正常、伤口愈合情况、体力恢复等。若产妇在产后 42 天复查时，身体各项指标基本恢复至孕前水平，说明营养摄入对身体恢复起到了积极作用。

（2）乳汁分泌及质量：通过观察婴儿的生长发育情况（体重增长、精神状态等）以及产妇自身乳汁分泌量来评估。若婴儿生长发育良好，产妇乳汁分泌充足，且乳汁各项营养成分检测达标，表明营养摄入满足了哺乳需求。

（3）产妇营养状况评估：通过定期进行血常规、生化指标等检查，了解产妇是否存在贫血、缺钙、维生素缺乏等营养问题。若各项指标正常，说明产妇营养摄入合理，达到了任务目标。

知识拓展

产后饮食与营养

1. 特殊食物的功效。一些传统观念中的"下奶食物"，如猪蹄汤，虽然有一定促进乳汁分泌的作用，但因其脂肪含量较高，过量食用可能导致产妇肥胖。可以在汤中加入通草等中药材，既能增强下奶效果，又能减少脂肪摄入。此外，黑芝麻富含钙、铁、蛋白质等多种营养素，对产后补血、补钙有很好的作用，产妇可适量食用。

2. 不同文化背景下的产后饮食。不同地区和文化背景下，产后饮食习俗存在差异。例如，在一些西方国家，产后会注重摄入富含蛋白质和维生素的食物，如沙拉、酸奶等；而在我国一些地区，产后常食用红糖、鸡蛋等。了解这些差异有助于更全面地为产妇提供个性化的营养建议。

3. 产后运动与营养的结合。适当的产后运动有助于身体恢复和营养吸收。例如，产后瑜伽可以促进胃肠蠕动，增强身体柔韧性和肌肉力量。在进行运动的同时，合理调整营养摄入，如增加蛋白质摄入以修复和增长肌肉，更有利于产妇身体的全面恢复。

任务二　月子期营养指导

📖 任务背景

在一个宁静的社区里，住着两位刚迎来新生命的妈妈，晓妍和悦琳。她们的生产经历都很顺利，但在月子期间的饮食方式却截然不同，也带来了不一样的结果。晓妍深受传统观念影响，认为月子期间要大补。每天，家人都会为她准备大量高蛋白、高脂肪的食物，像鸡汤、猪蹄汤、红烧肉等，几乎顿顿不离。而且，她觉得蔬菜水果性凉，不适合月子期间食用，所以很少摄入。刚开始，晓妍感觉自己恢复得还不错，奶水也挺充足。然而，随着时间推移，她发现自己的体重直线上升，便秘问题也越来越严重。更让她担心的是，宝宝喝了母乳后，经常出现消化不良、便秘的情况，哭闹不止。

与晓妍不同，悦琳在孕期就学习了科学的孕产知识，深知月子期间营养均衡的重要性。她的饮食丰富多样，除了适量摄入富含蛋白质的食物，如鸡蛋、牛奶、鱼肉外，还每餐必有蔬菜，像菠菜、西蓝花、胡萝卜等，每天也会吃一些水果，如苹果、香蕉、橙子。同时，她会喝各种清淡的汤，如鲫鱼豆腐汤、蔬菜汤等，保证充足的水分摄入。在整个月子期间，悦琳的身体恢复得很好，体重没有过度增加，而且宝宝也长得白白胖胖，很少生病，每天都开开心心的。

任务：这两位妈妈的经历形成了鲜明对比，凸显了月子期科学营养指导的重要性。深入探讨如何在月子期进行科学合理的营养搭配，让妈妈和宝宝都能受益。

📖 任务目标

知识目标

1.使产妇及家属了解月子期身体恢复的生理特点，包括子宫复旧、恶露排出、乳腺分泌等过程对营养的需求差异。

2.掌握月子期各类营养素（如蛋白质、碳水化合物、脂肪、维生素、矿物质等）的作用、每日推荐摄入量及食物来源。

3.清楚不同分娩方式（顺产、剖宫产）在月子前期、中期、后期的饮食禁忌与特殊营养需求。

能力目标

1.产妇及家属能够根据提供的营养知识，制订合理的月子期每日饮食计划，确保营养均衡且符合产妇身体恢复阶段需求。

2.具备识别食物营养价值的能力，可在采购食材时挑选出适合月子期食用的各类食物。

3.学会应对月子期常见的饮食问题，如产后乳汁不足时通过合理饮食进行改善，以及处理产妇便秘等情况。

素质目标

1.培养产妇及家属重视月子期营养的意识，树立科学坐月子的观念，摒弃传统不科学的饮食习俗。

2.提升产妇自主管理饮食健康的素养，能够根据自身身体状况调整饮食，促进身体良好恢复。

3.在家属参与营养指导过程中，增进家庭对产妇的关怀与支持，营造良好的家庭健康氛围。

任务分析

分娩对于产妇而言，是一场体力与精力的巨大消耗，产后身体会发生一系列显著变化，这也使得产妇在营养方面有着特殊且迫切的需求。

一、身体恢复对营养的需求

1.**能量**　分娩过程中，产妇消耗了大量的能量，身体急需补充能量以恢复体力。同时，产后身体的新陈代谢加快，需要更多能量来支持身体各器官的修复和功能恢复。例如，子宫要逐渐恢复到孕前大小，这一过程需要能量来驱动细胞的修复和更新。此外，母乳喂养也需要消耗能量，乳汁的合成和分泌都依赖于母体充足的能量供应。据研究，产妇每天需要比孕期增加约300卡路里的能量，才能满足身体恢复和母乳喂养的双重需求。

2.**蛋白质**　蛋白质是身体组织修复和再生的重要原料。分娩时，产妇的身体会有不同程度的损伤，如侧切伤口或剖宫产伤口的愈合，都离不开蛋白质的参与。蛋白质还能促进乳汁分泌，提高乳汁质量，为宝宝提供充足的营养。产后对蛋白质的需求量明显增加，产妇每天应摄入80~100 g蛋白质，可通过食用肉类、蛋类、牛奶、豆制品等食物来满足。

3.**钙**　在哺乳期，产妇需要为宝宝提供大量的钙，以满足宝宝骨骼和牙齿发育的需求。这使得产妇自身对钙的需求量大幅增加，如果钙摄入不足，母体就会动用自身骨骼中的钙，导致骨质流失，增加患骨质疏松症的风险。因此，产后妈妈大约每天需要1200 mg的钙，可通过多食用豆类、豆制品、乳酪、虾米、芝麻、芝麻酱、西蓝花等食物来补充，必要时还需在医生指导下额外补充钙剂。

4.**铁**　分娩过程中会有一定量的失血，这使得产妇容易出现缺铁性贫血。此外，母乳喂养也会消耗母体的铁储备。铁元素对于血红蛋白的合成至关重要，补充足够的铁能预防和改善产后贫血,提高身体的免疫力和抗疲劳能力。产妇应多食用富含铁的食物,如红肉、肝脏、菠菜等,必要时遵医嘱补充铁剂。

二、促进乳汁分泌的营养需求

1. 水分 乳汁中大部分成分是水,因此产妇保证充足的水分摄入对于乳汁分泌至关重要。水分摄入不足会直接影响乳汁的分泌量。产妇每天应摄入足够的水分,除了饮用白开水外,还可多喝一些清淡的汤,如鲫鱼豆腐汤、蔬菜汤、猪蹄汤等,既能补充水分,又能提供一定的营养。

2. 不饱和脂肪酸 二十二碳六烯酸(DHA)和花生四烯酸(ARA)等不饱和脂肪酸对宝宝的大脑发育和视力发育至关重要,它们也是母乳的重要成分。产妇适量摄入富含不饱和脂肪酸的食物,如深海鱼类、坚果等,有助于提高乳汁中这些营养成分的含量,促进宝宝的智力和视力发育。

三、预防产后并发症的营养考量

1. 膳食纤维 产后由于身体活动量减少,肠胃蠕动减慢,加上饮食结构不合理,产妇极易发生便秘。膳食纤维能促进肠道蠕动,增加粪便体积,预防和缓解便秘。蔬菜、水果、全谷物等食物富含膳食纤维,产妇应适当多吃,以保持肠道通畅,预防便秘等并发症的发生。

2. 控制脂肪摄入 过多摄入高脂肪食物,如油炸食品、肥肉等,不仅会导致产妇体重过度增加,还可能增加乳汁中的脂肪含量,使宝宝摄入过多脂肪,引起消化不良等问题。因此,产妇应控制脂肪的摄入量,选择健康的脂肪来源,如橄榄油、鱼油等,避免食用过多的饱和脂肪酸和反式脂肪酸。

任务实施

一、产后第一周:清排周

产后第一周,产妇身体极为虚弱,分娩时的体力消耗、失血以及身体各器官的急剧变化,都需要通过合理的饮食来调整和恢复。此时,饮食应以利水消肿、排出恶露为主,帮助身体排出多余水分和废物,减轻身体负担,促进子宫恢复。在食材选择上,宜清淡、易消化,避免油腻、辛辣和刺激性食物(表7.1)。

表 7.1　产后第一周饮食计划

分类	推荐饮食	做法
汤类	山药红豆汤	将红豆提前浸泡数小时，与切成小段的山药一同放入锅中，加水炖煮至红豆软烂，山药熟糯即可。此汤具有益气补血、利水消肿的功效，有助于排出体内多余水分和恶露。
	冬瓜海带汤	冬瓜去皮去瓤，切成小块，海带洗净切段。锅中加水，放入冬瓜和海带，煮至冬瓜熟透，加入适量盐调味。冬瓜和海带都有良好的利水消肿作用，适合产后第一周食用。
主食	小米粥	小米淘洗干净，放入锅中加水，用小火慢煮至浓稠。小米富含 B 族维生素、膳食纤维等营养成分，容易消化吸收，能为产妇提供能量，还有助于健脾和胃。
	红豆薏仁饭	将红豆和薏仁提前浸泡，与大米一起放入电饭煲中煮熟。红豆和薏仁都有祛湿利水的功效，与大米搭配，既能提供碳水化合物，又能帮助身体排出湿气。
蔬菜	清炒菠菜	菠菜洗净切段，锅中热油，放入菠菜快速翻炒，炒熟后加入适量盐调味。菠菜富含铁元素，有助于预防和改善产后贫血。
	炒胡萝卜丝	胡萝卜洗净切丝，锅中倒油，放入胡萝卜丝翻炒，可适当加入少量水焖煮一会儿，使胡萝卜丝变软，加入盐等调味料即可。胡萝卜富含维生素 A、胡萝卜素等营养成分，对产妇身体恢复有益。

二、产后第二周：平补周

进入产后第二周，产妇的身体逐渐恢复，胃口也有所改善。此时，饮食重点应转向修复生理机能、促进下奶。在保证营养均衡的基础上，增加富含蛋白质、铁、钙等营养素的食物摄入，有助于身体组织的修复和乳汁的分泌（表 7.2）。

表 7.2　产后第二周饮食计划

分类	推荐饮食	做法
汤类	木瓜鲫鱼汤	木瓜去皮去籽，切成小块，鲫鱼处理干净。锅中倒油，将鲫鱼煎至两面金黄，加入适量清水，放入木瓜块、姜片、葱段等，大火烧开后转小火炖煮至汤汁变白，加入盐调味。此汤具有催乳下奶、滋补身体的作用。
	花生猪蹄汤	猪蹄洗净切块，焯水去腥。花生提前浸泡。将猪蹄、花生、红枣、姜片等放入炖锅中，加入适量清水，大火烧开后转小火慢炖至猪蹄熟烂，加入适量盐调味。猪蹄富含胶原蛋白，花生有催乳功效，二者搭配能有效促进乳汁分泌。

分类	推荐饮食	做法
主食	红枣小米粥	在煮小米粥的基础上，加入适量红枣。红枣具有补中益气、养血安神的作用，与小米搭配，既能增加粥的口感，又能提高营养价值，有助于产妇身体恢复。
	蔬菜瘦肉粥	将大米煮成粥，加入切成丝的瘦肉和切碎的蔬菜（如青菜、胡萝卜等），煮熟后加入适量盐、生抽等调味。此粥营养丰富，富含蛋白质、维生素和矿物质，容易消化吸收。
菜品	香菇炒青菜	香菇洗净切片，青菜洗净切段。锅中热油，先放入香菇翻炒出香味，再加入青菜翻炒均匀，炒熟后加入适量盐、鸡精调味。香菇富含多种维生素和矿物质，青菜富含维生素和膳食纤维，二者搭配营养丰富。
	菠菜炒猪肝	猪肝洗净切片，用清水浸泡一会儿，去除血水。菠菜洗净切段。锅中热油，先放入猪肝翻炒至变色，盛出备用。在锅中留少许油，放入菠菜翻炒，然后加入炒过的猪肝，一起翻炒均匀，加入适量盐、生抽、料酒等调味。此菜富含铁元素，有助于预防和改善产后贫血。

三、产后第三周：温补周

产后第三周，产妇的身体进一步恢复，但仍需固本培元、补气养血，以增强体质，提高免疫力。此时，可适当增加一些温补性的食物，但要注意避免过于燥热，以免引起上火等问题。在食材选择上，除了继续保证蛋白质、钙、铁等营养素的摄入，还可适当增加一些具有滋补功效的食材（表7.3）。

表7.3　产后第三周饮食计划

分类	推荐饮食	做法
汤类	黄芪乌鸡汤	乌鸡处理干净，切块焯水。将黄芪、红枣、枸杞、姜片等与乌鸡一起放入炖锅中，加入适量清水，大火烧开后转小火慢炖2~3小时，至鸡肉熟烂，加入适量盐调味。黄芪具有补气固表的作用，乌鸡营养丰富，此汤能有效补气养血。
	五红汤	将红枣、红豆、红皮花生、枸杞、红糖一起放入锅中，加水炖煮至红豆软烂。五红汤具有补气养血、健脾暖胃的功效，对产后气血不足的产妇有很好的滋补作用。
主食	黑糯米油饭	黑糯米提前浸泡，与洗净的大米一起放入电饭煲中煮熟。锅中热油，放入香菇丁、肉末、虾仁等翻炒出香味，加入煮好的黑糯米和大米，翻炒均匀，加入适量盐、生抽等调味。黑糯米富含铁、锌等矿物质，具有滋阴补肾、健脾暖肝的作用。
	红枣桂圆粥	将红枣、桂圆与大米一起煮成粥。红枣和桂圆都有补血安神的作用，此粥能为产妇提供充足的能量，有助于改善睡眠质量。

分类	推荐饮食	做法
菜品	麻油鸡	鸡肉切块，锅中倒入适量黑麻油，放入姜片爆香，加入鸡肉翻炒至变色，加入适量米酒，炖煮至鸡肉熟透。黑麻油和米酒都有一定的滋补作用，此菜能帮助产妇补充体力，促进身体恢复。
	清蒸鲈鱼	鲈鱼处理干净，在鱼身上划几刀，方便入味。在鱼身上放上姜片、葱段，淋上料酒，放入蒸锅中蒸熟，取出倒掉盘中的汤汁，去掉姜片和葱段，再淋上蒸鱼豉油，撒上葱丝，浇上热油即可。鲈鱼富含优质蛋白质，容易消化吸收，对产妇身体恢复和乳汁分泌都有帮助。

四、产后第四周：热补周

产后第四周，产妇的身体已基本恢复，但仍需继续调养，以巩固恢复成果，改善体质，增强身体机能。此时的饮食应以热补为主，但要注意根据个人体质进行适当调整，避免过度进补。同时，要继续保持饮食的均衡和多样化，保证摄入足够的营养素（表7.4）。

表 7.4　产后第四周饮食计划

分类	推荐饮食	做法
汤类	人参鸡汤	人参、红枣、枸杞等与处理好的鸡一起放入炖锅中，加入适量清水，大火烧开后转小火慢炖至鸡肉熟烂，加入适量盐调味。人参鸡汤具有大补元气、养血安神的功效，能有效增强产妇体质。
	猪蹄玉米汤	猪蹄洗净切块，焯水去腥。玉米切段。将猪蹄、玉米、姜片等放入炖锅中，加入适量清水，大火烧开后转小火炖煮至猪蹄熟烂，加入适量盐调味。此汤富含胶原蛋白、维生素和矿物质，对产妇身体恢复和乳汁分泌有益。
主食	核桃红枣粥	将核桃、红枣与大米一起煮成粥。核桃富含不饱和脂肪酸，对产妇的大脑和身体恢复有好处；红枣能补血安神，与核桃和大米搭配，营养丰富。
	蔬菜鸡蛋饼	将面粉、鸡蛋、蔬菜（如胡萝卜、葱花、菠菜等）混合，加入适量水搅拌成面糊。锅中倒油，倒入面糊，摊成薄饼，煎至两面金黄即可。此饼富含蛋白质、维生素和碳水化合物，是一道营养丰富的主食。
菜品	虾仁炒西蓝花	虾仁洗净，用料酒、盐腌制一会儿。西蓝花洗净切成小朵，焯水备用。锅中热油，放入虾仁翻炒至变色，盛出备用。在锅中留少许油，放入西蓝花翻炒，然后加入炒过的虾仁，一起翻炒均匀，加入适量盐、鸡精调味。虾仁和西蓝花都富含营养，有助于产妇身体恢复。
	腰果炒鸡丁	鸡肉切丁，用料酒、生抽、淀粉腌制。腰果炸至金黄备用。锅中热油，放入鸡丁翻炒至变色，加入胡萝卜丁、黄瓜丁等一起翻炒，最后加入腰果，翻炒均匀，加入适量盐、鸡精调味。此菜富含蛋白质和不饱和脂肪酸，能为产妇提供丰富的营养。

📋 任务评价

（1）产妇身体恢复情况：通过观察产妇的身体各项指标，如恶露排出是否正常、伤口愈合状况、体力恢复程度、骨盆和盆底肌功能恢复情况等，评估营养方案对身体恢复的促进作用。若恶露在4~6周内排净，伤口无红肿、渗液且愈合良好，产妇体力逐渐恢复，能进行适量日常活动，骨盆和盆底肌功能测试接近正常水平，则表明身体恢复情况良好。

（2）乳汁分泌情况：依据乳汁分泌量是否充足、乳汁质量是否达标以及宝宝的生长发育情况来评价。如果宝宝体重增长正常，每月增加500~1000 g；尿量充足，每天排尿6~8次以上；大便正常，呈金黄色软便，且宝宝在喂奶后表现出满足感，说明乳汁分泌和质量能够满足宝宝需求，营养方案在促进乳汁分泌方面较为成功。

（3）体重控制情况：对比产妇孕前、产后及月子期间不同阶段的体重数据，判断体重增长是否在合理范围内。一般来说，产后6周~6个月体重/孕前体重，数值低于1.1属于正常增重。若产妇在月子期间体重增长过快，超出正常范围，可能提示营养摄入不合理，需要调整饮食方案。

（4）产妇心理健康状况：通过与产妇交流，观察其情绪状态、睡眠质量、心理压力等方面，评估营养方案对产妇心理健康的影响。若产妇情绪稳定，心情愉悦，睡眠质量良好，心理压力较小，说明合理的营养搭配在一定程度上有助于维持产妇的心理健康。

📖 知识拓展

特殊情况饮食调整和常见误区纠正

一、特殊情况饮食调整

1. 剖宫产产妇。剖宫产手术对产妇身体创伤较大，术后身体恢复需要更多关注。术后6小时内，须禁食禁水，待麻醉药效逐渐消退，胃肠蠕动开始恢复，出现肛门排气后，可先给予少量流质食物，如米汤，但要避免食用牛奶、豆浆等易产气食物，以防引起腹胀。待肠道功能进一步恢复，可过渡到半流质饮食，如粥、面条等。

在伤口愈合阶段，应多摄入富含蛋白质的食物，如瘦肉、鱼类、蛋类、豆类等，以促进伤口愈合。同时，增加维生素C的摄入，多吃新鲜的蔬菜水果，如橙子、柠檬、西蓝花、菠菜等，有助于提高身体抵抗力，促进伤口愈合。此外，要注意饮食清淡，避免食用辛辣、油腻、刺激性食物，以免影响伤口恢复，引发便秘等问题。

2. 妊娠糖尿病产妇。妊娠糖尿病产妇在月子期间仍需严格控制血糖。饮食应以高蛋白、低脂肪、低糖为原则，增加膳食纤维的摄入，多吃蔬菜、粗粮等，如菠菜、芹菜、燕麦、玉米等。主食可选择一些血糖生成指数较低的食物，如全麦面包、糙米饭、荞麦面等，有助于控制血糖上升速度。水果应选择低糖水果，如柚子、草莓、苹果、梨等，并注意控制食用量，避免在餐后立即食用，可在两餐之间适量进食。同时，要密切监测血糖，根据血糖水平调整饮食。如果血糖控制不佳，应及时咨询医生，在医生的指导下进行饮食调整或采取相应的治疗措施。

二、常见误区纠正

1. 产后不能吃水果。许多人认为水果生冷，产后食用会对产妇身体造成不良影响，实则不然。水果富含维生素、矿物质、膳食纤维和植物蛋白等营养成分，对于产妇身体恢复和乳汁分泌都非常重要。例如，维生素 C 有助于促进伤口愈合，增强身体免疫力；膳食纤维能预防和缓解产后便秘。产妇可将水果切成小块，用温水温热后再食用，避免食用刚从冰箱取出的生冷水果，这样既能享受水果的营养，又不会对身体造成伤害。

2. 汤越浓越下奶。传统观念认为，像猪蹄汤、鲫鱼汤等浓白的汤富含营养，能有效促进乳汁分泌。然而，汤的浓稠度主要取决于脂肪的乳化程度，浓白汤中脂肪含量较高，产妇过多饮用，不仅容易导致自身肥胖，还可能使乳汁中的脂肪含量过高，引起宝宝消化不良、腹泻等问题。实际上，清淡的汤同样能为产妇提供充足的水分和营养，促进乳汁分泌，如蔬菜汤、豆腐汤等。在煲汤时，可适当去除表面的油脂，以保证营养和健康。

3. 产后大补越早越好。产后第一周，产妇身体较为虚弱，胃肠功能尚未完全恢复，此时若急于大量进补，如食用人参、鹿茸等滋补品，不仅难以消化吸收，还可能加重肠胃负担，甚至引发产后大出血等问题。产后进补应循序渐进，产后第一周应以清淡、易消化的食物为主，待身体逐渐恢复后，再根据身体状况和个人体质，适当增加滋补食物的摄入。

任务三 产后恢复操指导

📖 任务背景

晓妍是一位初为人母的年轻妈妈，在经历了漫长而艰辛的十月怀胎后，她迎来了家庭的新成员。然而，产后的身体变化让她有些措手不及。原本紧致的腹部变得松弛，皮肤也失去了往日的光泽，身材走样让她对自己的形象产生了焦虑。不仅如此，由于生产时盆底肌受到损伤，晓妍偶尔还会出现漏尿的尴尬情况，这让她在日常生活中多了许多不便。

晓妍深知，产后身体的恢复不仅关系到自己的外在形象，更关乎自身的健康。她开始四处寻求帮助，希望能找到有效的方法让身体重回孕前状态。

任务：产后恢复操是一种科学且有效的恢复方式，帮助晓妍通过坚持做产后恢复操来改善自身的身体状况。

📖 任务目标

知识目标

1. 帮助产妇及相关人员了解产后身体各部位（如盆底肌、腹部肌肉、骨盆等）的恢复进程，以及恢复操在促进身体机能恢复方面的作用机制。

2. 掌握产后不同阶段（产后初期、中期、后期）适合进行的恢复操种类、动作要领、练习频率与强度要求。

3. 知晓进行产后恢复操过程中的注意事项，例如运动前的身体评估、运动中的呼吸配合、运动后的身体反应观察等。

能力目标

1. 产妇能够正确、规范地完成各阶段产后恢复操动作，通过持续练习逐步提升身体的柔韧性、力量和协调性。

2. 产妇具备根据自身身体状况和恢复进度，合理调整恢复操练习计划的能力，如增减动作难度、调整练习时间等。

3. 产妇学会在练习过程中自我监测身体状态，能够识别运动过量或异常身体反应，并及时采取相应措施。

素质目标

1. 培养产妇积极主动参与产后恢复的意识，将恢复操作为促进身体健康恢复的重要手段，养成长期运动的习惯。

2.提升产妇对自身身体变化的感知和管理能力，增强自信心，以更好的身心状态迎接产后生活。

3.通过指导过程中的互动交流，营造家庭共同关注产妇产后恢复的良好氛围，增进家庭成员间的支持与协作。

📖 任务分析

分娩对女性身体造成的影响是全方位的，产后身体各部位都发生了显著变化。在腹部方面，由于孕期子宫的不断增大，腹壁皮肤被极度拉伸，部分弹力纤维断裂，使得产后腹壁变得松弛，腹直肌也常出现不同程度的分离。这种松弛不仅影响美观，还会使腹部肌肉对内脏的支撑力减弱，增加了腰部的负担。

而盆底肌在分娩过程中，尤其是顺产时，因承受了巨大的压力，会受到不同程度的损伤。盆底肌松弛可能导致子宫、膀胱、直肠等器官的位置发生改变，进而引发漏尿、阴道松弛、子宫脱垂等问题，严重影响女性的生活质量和健康。

乳房在产后也经历了重大变化，为了适应哺乳需求，乳腺组织增生，乳房体积增大。但在断奶后，如果不加以适当的护理和锻炼，乳房容易出现松弛下垂的现象。

产后恢复操正是针对这些身体变化而设计的。通过一系列有针对性的动作，能够有效促进身体各部位的恢复。例如，一些针对腹部的动作，如腹式呼吸、仰卧抬腿等，可以帮助增强腹部肌肉的力量，促进腹直肌的修复，使松弛的腹部逐渐变得紧致，提高腹部肌肉对内脏的支撑力，减轻腰部负担。

针对盆底肌的训练动作，如凯格尔运动，能通过反复收缩和放松盆底肌肉，增强盆底肌的弹性和收缩能力，改善盆底肌松弛的状况，有效预防和缓解漏尿、子宫脱垂等问题。

而涉及胸部的运动，如扩胸运动等，能够锻炼胸部周围的肌肉，增强肌肉对乳房的支撑，有助于预防乳房下垂，保持乳房的挺拔。此外，产后恢复操还能促进全身血液循环，加速新陈代谢，帮助身体排出毒素，促进恶露的排出，对子宫的恢复也起到积极的推动作用。

🔲 任务实施

一、产后第一天

脚踝运动（图7.6）：平躺在床上，后脚跟紧贴床面，脚尖尽量伸长，双脚脚尖交替做相对触碰的动作，随后慢慢将脚底向上弯起，再放下。重复10~15次。这个动作能够促进下肢血液循环，有效预防下肢静脉血栓的形成。

呼吸运动（图7.7）：保持平躺姿势，全身放松，膝盖微微屈曲。用鼻子缓缓吸气，让腹部隆起，感受腹部充满气体，如同气球慢慢膨胀；接着用嘴巴慢慢呼气，使腹部逐渐

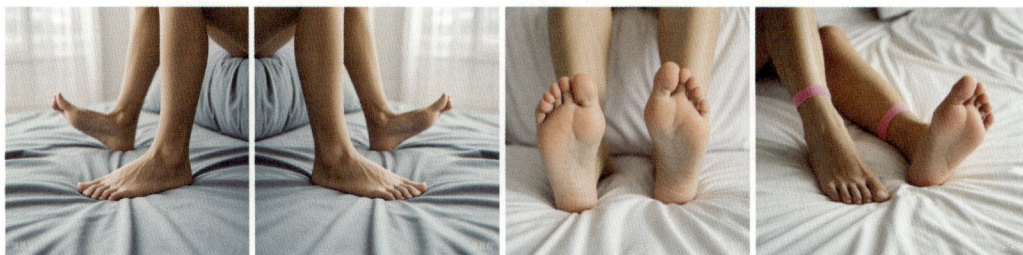

图 7.6　脚踝运动

收缩，将气体完全呼出。重复 10~15 次。该运动有助于增强腹部肌肉力量，促进子宫收缩恢复。

手指运动（图 7.8）：双手自然伸直，将手指用力握拳，感受手部肌肉的紧张，然后再缓缓松开。重复 10~15 次。这能活动手部关节，促进手部血液循环。

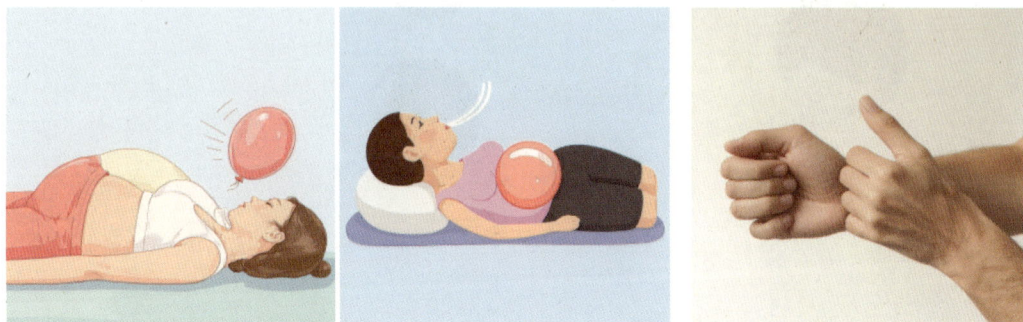

图 7.7　呼吸运动　　　　　　　　　　　　图 7.8　手指运动

会阴收缩运动：平躺在床上，吸气时，收缩会阴部肌肉，包括阴道、肛门周围的肌肉，如同憋尿时的感觉，保持 3~5 秒；然后呼气，缓慢放松肌肉。重复 10~15 次。此运动对促进会阴伤口愈合、增强盆底肌力量具有重要作用，能有效预防产后尿失禁。

二、产后第二天

腹直肌分离矫正：平躺在床上，在呼气的同时，轻轻抬起头部，注意肩部不要抬起，双手将腹直肌向中线位置推挤。吸气时，将体位恢复到起始状态，放松腹部，肩部依旧保持不动。重复 10~15 次。这一动作能够帮助修复因怀孕生产导致分离的腹直肌，使腹部肌肉逐渐恢复紧致。

膝胸卧式运动（图 7.9）：俯卧在床上，将双膝弯曲，大腿与床面垂直，臀部抬高，胸部尽量贴近床面，保持这个姿势 3~5 分钟。此运动有助于促进子宫恢复到正常位置，防止子宫后倾，同时还能缓解腰部疼痛。不过，要注意动作的轻柔，避免过度用力造成不适。

三、产后第三天

骨盆摇摆运动：平躺在床上，背部微微弓起，使骨盆腔向上悬起，然后轻轻左右摇摆骨盆，幅度适中，速度不宜过快。重复 10~15 次。这个动作可以有效矫正脊柱前弯，缓解下背痛，帮助恢复骨盆的正常形态和功能。

颈部运动（图 7.10）：平躺在床上，四肢自然伸直，将头缓慢向前屈伸，尽量让下颚贴近胸部，感受颈部肌肉的拉伸，然后再慢慢将头放平。重复 10~15 次。该运动能有效收缩腹肌，使颈部和背部肌肉得到舒展，缓解产后因长时间保持同一姿势喂奶等导致的颈部和背部不适。

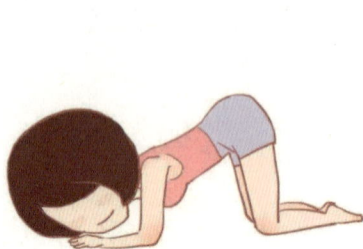

图 7.9　膝胸卧式运动　　　　图 7.10　颈部运动

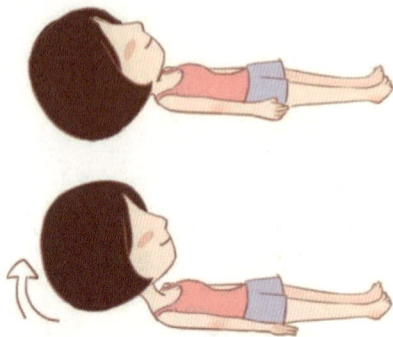

手臂运动：双臂自然伸直，向两侧展开，与身体呈 90°，然后慢慢将双臂向上抬起，在头顶上方交叉，接着再缓缓放下，恢复到起始位置。重复 10~15 次。此运动有助于锻炼手臂肌肉，增强手臂力量，使妈妈在抱宝宝等日常活动中更加轻松。

四、产后第四天

胸部运动（图 7.11）：仰卧在床上，身体和双腿伸直，缓缓吸气，同时扩胸，收缩腹部肌肉，使背部紧贴床面，保持这个姿势 3~5 秒后，再慢慢放松。重复 10~15 次。该运动可以促进胸部肌肉收缩，增强胸部肌肉对乳房的支撑力，有效预防乳房下垂。

五、产后第五天

腿部运动（图 7.12）：平躺在床上，双手自然放于身体两侧，将右腿尽量抬高，与身体呈 90°，脚尖伸直，保持 3~5 秒后，慢慢放下；换左腿重复同样动作。之后，将双腿同时抬高，与身体呈 90°，保持 3~5 秒后，再慢慢放下。重复 10~15 次。这一运动能够促进腹部肌肉和子宫收缩，同时帮助腿部恢复曲线，增强腿部力量。

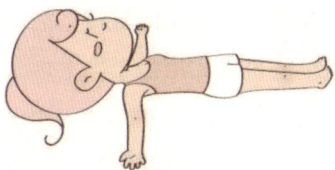

图 7.11　胸部运动　　　　　图 7.12　腿部运动

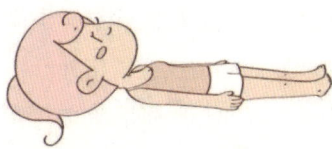

六、产后第六天

　　手臂运动：两臂向左右两侧平伸，然后慢慢向上举起，直到两手掌在头顶上方相遇，手臂始终保持伸直状态，静止 3~5 秒后，再缓缓放下，恢复到两臂左右伸直的初始位置。重复 10~15 次。此运动有助于增加乳房的弹性，促进乳腺血液循环，预防乳房下垂，同时也能刺激乳汁分泌。

七、产后第七天

　　凯格尔运动：平躺在床上，双膝弯曲，找到盆底肌的位置（可以通过在小便时突然中断排尿的方式来感受盆底肌的收缩）。吸气时，收缩盆底肌，保持 5~10 秒；呼气时，慢慢放松盆底肌。重复 10~15 次。凯格尔运动能够有效增强盆底肌的力量，改善产后盆底肌松弛的状况，预防和缓解漏尿、子宫脱垂等问题。

任务评价

　　一段时间坚持下来，晓妍惊喜地发现，自己的身体状况有了显著改善。从身体指标来看，她原本分离的腹直肌已经基本恢复到正常状态，通过专业测量，腹直肌的间距从最初的三指缩窄到了一指以内。盆底肌的力量也得到了极大提升，之前困扰她的漏尿问题完全消失了。经过盆底肌肌电检测，得分从最初的 60 分提高到了 85 分，这意味着她的盆底肌功能已经恢复到了较为理想的水平。

　　在身体外观上，晓妍的体重下降了 8 kg，成功回到了孕前的体重范围。腰围减少了 12 cm，原本松弛的腹部变得紧致平坦，身材曲线逐渐恢复，她又可以穿上那些心爱的漂亮衣服了。乳房也在产后恢复操的作用下，保持了良好的弹性，没有出现明显的下垂现象。

　　从自我感受来说，晓妍感觉自己的精力更加充沛了。以前抱一会儿宝宝就会觉得腰酸背痛，现在这种情况得到了极大缓解，她能够轻松地照顾宝宝的日常生活。而且，随着身体的逐渐恢复，晓妍的心情也变得格外舒畅，自信心也大大增强。她不再为自己的身材而烦恼，能够以积极乐观的心态迎接新的生活挑战。

总之，通过坚持做产后恢复操，晓妍成功实现了身体的全面恢复，开启了健康美好的新生活。

📖 知识拓展

产后恢复操的注意事项

在进行产后恢复操的过程中，还有许多需要注意的事项。首先，要选择合适的时间开始锻炼。一般来说，顺产产妇在产后 24 小时后，身体状况允许的情况下，便可以开始进行一些简单的产后恢复操练习；而剖宫产产妇由于腹部有手术伤口，需要等待伤口愈合得较为稳定后，通常在产后 1~2 周，在医生的评估和指导下，再逐步开始进行恢复操练习。过早进行高强度的运动，可能会影响伤口愈合，甚至引发一些并发症。

在做操时，要注意运动强度和频率的把握。产后身体较为虚弱，切不可急于求成，一开始应选择较为轻松、舒缓的动作，随着身体恢复情况逐渐增加运动的强度和时间。运动过程中，若感觉身体不适，如出现头晕、心慌、伤口疼痛加剧等情况，应立即停止运动，并及时咨询医生。同时，要注意运动前后的准备工作和放松环节，运动前适当热身，运动后进行拉伸放松，有助于减少肌肉酸痛，提高运动效果。

不同的分娩方式在产后恢复过程中也存在一些差异。顺产产妇在产后身体恢复相对较快，恶露排出量通常较多，恢复操的重点可以放在促进子宫收缩、盆底肌恢复以及缓解身体疲劳等方面。而剖宫产产妇由于经历了手术创伤，身体恢复相对较慢，在恢复操的选择上，前期要更加注重保护伤口，避免腹部用力过度，可先从一些简单的肢体运动、呼吸运动开始，之后再逐渐增加针对腹部和盆底肌的训练。

除了产后恢复操，产后的饮食调理、休息睡眠以及心理调节同样重要。在饮食方面，要保证营养均衡，多摄入富含蛋白质、维生素、矿物质等营养素的食物，如瘦肉、鱼类、蛋类、新鲜蔬菜水果等，同时要避免食用过多油腻、辛辣、刺激性食物。充足的休息对于身体恢复至关重要，产妇应尽量保证每天有足够的睡眠时间，养成良好的睡眠习惯。此外，产后由于身体激素水平的变化以及生活方式的改变，产妇容易出现情绪波动，家人要给予充分的关心和支持，帮助产妇保持积极乐观的心态，这对于产后身体的全面恢复也具有重要意义。

项目八　中医调理

任务一　产妇中医体质辨识

📖 任务背景

产妇王某，35 岁，自然分娩后 15 天。体格检查：体温 36.8 ℃，脉搏 84 次 / 分，心率 20 次 / 分，血压 110/80 mmHg。产妇性格内向，不喜冒险。平素易感冒，语音低弱，气短懒言，容易疲乏，精神不振，易出汗。恶露量少，色淡红。

任务：请为王女士进行中医体质辨识。

📖 任务目标

知识目标

1. 能完成体质辨识的全部流程。
2. 熟知体质辨识的结果。
3. 了解产后产妇体质特点。

能力目标

1. 能使用体质辨识量表对产妇进行体质辨识。
2. 能分析体质辨识的结果。

素质目标

1. 服务意识强，遵守职业道德。
2. 具有一定的协调与沟通能力，善于与产妇及其家属沟通。
3. 尊重产妇，关爱产妇身心健康。

📖 任务分析

一、任务描述

体质是指在人体生命过程中，在先天和后天因素影响下所形成的人体生理功能和心理状态方面综合的、相对稳定的固有特质，表现为结构、功能、代谢以及对外界刺激反应等方面的个体差异性，同时体质在后天多种因素的影响下是会有所改变的，妊娠和分娩使女性的身体发生了巨大的变化。

产后是女性身体恢复的关键时期，体质是一个人的健康标志，体质的偏差方向，决定着一个人以后的健康与疾病的走势。学习本任务要求认知体质辨识的重要性，学会中医体质辨别，利用体质辨识量表，对产妇进行体质辨识，明确产妇体质类型，为后续根据产妇的体质状况，针对性制订相应食疗、情志、起居等各方面的健康指导，逐步调理，达到养生防病，促进产妇产后身体恢复的作用。

根据产妇的体征、症状、舌象、脉象和疾病倾向等，除平和质外，将产妇体质分为气虚质、血瘀质、湿热质、阴虚质、阳虚质、痰湿质、气郁质、特禀质8种不同的类型。产后是产妇身体恢复的关键时期，根据产妇的体质特点，针对性予以饮食、起居、运动、穴位按摩等保健，减少产后身痛，促进产后恢复。

二、任务要求

利用体质辨识量表，指导产妇填写体质辨识量表，对产妇进行体质辨识，明确产妇体质类型（表8.1—表8.9）。

表 8.1　平和质

根据近一年的体验和感觉，回答以下问题	没有或根本不	很少或有一点	有时或有些	经常或相当	总是或非常
您精力充沛吗？	1 □	2 □	3 □	4 □	5 □
您容易疲乏吗？	5 □	4 □	3 □	2 □	1 □
您说话的声音柔弱无力吗？	5 □	4 □	3 □	2 □	1 □
您感觉到闷闷不乐，情绪低沉吗？	5 □	4 □	3 □	2 □	1 □
您比一般人更受不了寒冷（冬天冷和夏天空调）吗？	5 □	4 □	3 □	2 □	1 □
您能很快适应自然环境和社会环境的变化吗？	1 □	2 □	3 □	4 □	5 □
您容易失眠（没有很好的睡眠质量）吗？	5 □	4 □	3 □	2 □	1 □
您容易忘事（健忘）吗？	5 □	4 □	3 □	2 □	1 □

表 8.2　气虚质

根据近一年的体验和感觉，回答以下问题	没有或根本不	很少或有一点	有时或有些	经常或相当	总是或非常
您容易气短（呼吸短促，接不上气）吗？	1 □	2 □	3 □	4 □	5 □
您容易疲乏吗？	1 □	2 □	3 □	4 □	5 □
您容易心慌吗？	1 □	2 □	3 □	4 □	5 □
您容易头晕或站起来眩晕吗？	1 □	2 □	3 □	4 □	5 □
您比一般人更容易患感冒吗？	1 □	2 □	3 □	4 □	5 □
您喜欢安静，懒得说话吗？	1 □	2 □	3 □	4 □	5 □
您的说话声音低而无力吗？	1 □	2 □	3 □	4 □	5 □
您的活动量稍大就容易出虚汗吗？	1 □	2 □	3 □	4 □	5 □
判定的结果	是□	基本是□	否□		

表 8.3　阳虚质

根据近一年的体验和感觉，回答以下问题	没有或根本不	很少或有一点	有时或有些	经常或相当	总是或非常
您手脚发凉吗？	1 □	2 □	3 □	4 □	5 □
您的胃脘部、背部、腰膝部怕冷吗？	1 □	2 □	3 □	4 □	5 □
您感到怕冷且衣服比别人穿得多吗？	1 □	2 □	3 □	4 □	5 □
您吃（喝）凉东西感到不舒服或怕吃（喝）凉东西吗？	1 □	2 □	3 □	4 □	5 □
您比一般人更受不了寒冷（冬天冷和夏天空调）吗？	1 □	2 □	3 □	4 □	5 □
您比别人容易患感冒吗？	1 □	2 □	3 □	4 □	5 □
您受凉或者吃（喝）凉东西后，容易腹泻（拉肚子）吗？	1 □	2 □	3 □	4 □	5 □
判定的结果	是□	基本是□	否□		

表 8.4　阴虚质

根据近一年的体验和感觉，回答以下问题	没有或根本不	很少或有一点	有时或有些	经常或相当	总是或非常
您感到手心、脚心发热吗？	1 □	2 □	3 □	4 □	5 □
您感觉身体发热吗？	1 □	2 □	3 □	4 □	5 □

续表

根据近一年的体验和感觉，回答以下问题	没有或根本不	很少或有一点	有时或有些	经常或相当	总是或非常
您的皮肤或者口唇干吗？	1 □	2 □	3 □	4 □	5 □
您的口唇颜色比一般人红吗？	1 □	2 □	3 □	4 □	5 □
您容易便秘或者大便干燥吗？	1 □	2 □	3 □	4 □	5 □
您面部两颧潮红或者偏红吗？	1 □	2 □	3 □	4 □	5 □
您的眼睛感到干涩吗？	1 □	2 □	3 □	4 □	5 □
您感到口干咽燥、总想喝水吗？	1 □	2 □	3 □	4 □	5 □
判定的结果	是□	基本是□	否□		

表 8.5　痰湿质

根据近一年的体验和感觉，回答以下问题	没有或根本不	很少或有一点	有时或有些	经常或相当	总是或非常
您感到胸闷或者腹部胀满吗？	1 □	2 □	3 □	4 □	5 □
您感到身体沉重不轻松或不爽快吗？	1 □	2 □	3 □	4 □	5 □
您的腹部肥满且松软吗？	1 □	2 □	3 □	4 □	5 □
您有额头油脂分泌多的现象吗？	1 □	2 □	3 □	4 □	5 □
您的眼睑比别人肿（或者有轻微隆起现象）吗？	1 □	2 □	3 □	4 □	5 □
您嘴里有黏黏的感觉吗？	1 □	2 □	3 □	4 □	5 □
您平时痰多，特别是咽喉部总感到有痰的感觉吗？	1 □	2 □	3 □	4 □	5 □
您舌苔厚腻或者有舌苔厚厚的感觉吗？	1 □	2 □	3 □	4 □	5 □
判定的结果	是□	基本是□	否□		

表 8.6　湿热质

根据近一年的体验和感觉，回答以下问题	没有或根本不	很少或有一点	有时或有些	经常或相当	总是或非常
您面部或者鼻子有油腻感或者油光发亮吗？	1 □	2 □	3 □	4 □	5 □
您容易生痤疮或疮疖吗？	1 □	2 □	3 □	4 □	5 □
您感到口苦或者口里有异味吗？	1 □	2 □	3 □	4 □	5 □
您小便时尿道有发热感，尿色浓（深）吗？	1 □	2 □	3 □	4 □	5 □

根据近一年的体验和感觉，回答以下问题	没有或根本不	很少或有一点	有时或有些	经常或相当	总是或非常
您带下色黄（白带颜色发黄）吗？	1 ☐	2 ☐	3 ☐	4 ☐	5 ☐
您大便黏滞不爽、有解不尽的感觉吗？	1 ☐	2 ☐	3 ☐	4 ☐	5 ☐
判定的结果	是☐	基本是☐	否☐		

表8.7　血瘀质

根据近一年的体验和感觉，回答以下问题	没有或根本不	很少或有一点	有时或有些	经常或相当	总是或非常
您的皮肤在不知不觉中会出现青紫瘀斑（皮下出血）吗？	1 ☐	2 ☐	3 ☐	4 ☐	5 ☐
您两颧部有细微红丝吗？	1 ☐	2 ☐	3 ☐	4 ☐	5 ☐
您身体上有哪里疼痛吗？	1 ☐	2 ☐	3 ☐	4 ☐	5 ☐
您的面色晦暗或容易出现褐斑吗？	1 ☐	2 ☐	3 ☐	4 ☐	5 ☐
您容易有黑眼圈吗？	1 ☐	2 ☐	3 ☐	4 ☐	5 ☐
您口唇颜色偏暗吗？	1 ☐	2 ☐	3 ☐	4 ☐	5 ☐
您容易忘事（健忘）吗？	1 ☐	2 ☐	3 ☐	4 ☐	5 ☐
判定的结果	是☐	基本是☐	否☐		

表8.8　气郁质

根据近一年的体验和感觉，回答以下问题	没有或根本不	很少或有一点	有时或有些	经常或相当	总是或非常
您感觉到闷闷不乐，情绪低沉吗？	1 ☐	2 ☐	3 ☐	4 ☐	5 ☐
您容易精神紧张、焦虑不安吗？	1 ☐	2 ☐	3 ☐	4 ☐	5 ☐
您多愁善感、感情脆弱吗？	1 ☐	2 ☐	3 ☐	4 ☐	5 ☐
您容易感到害怕或者受到惊吓吗？	1 ☐	2 ☐	3 ☐	4 ☐	5 ☐
您的肋部或乳房胀痛吗？	1 ☐	2 ☐	3 ☐	4 ☐	5 ☐
您无缘无故叹气吗？	1 ☐	2 ☐	3 ☐	4 ☐	5 ☐
您咽部有异物感，且吐之不出，咽之不下吗？	1 ☐	2 ☐	3 ☐	4 ☐	5 ☐
判定的结果	是☐	基本是☐	否☐		

表 8.9 特禀质

根据近一年的体验和感觉，回答以下问题	没有或根本不	很少或有一点	有时或有些	经常或相当	总是或非常
您没有感冒时也会打喷嚏吗？	1 □	2 □	3 □	4 □	5 □
您没有感冒也会鼻塞、流鼻涕吗？	1 □	2 □	3 □	4 □	5 □
您有因季节变化、温度变化或异味而咳喘现象吗？	1 □	2 □	3 □	4 □	5 □
您容易过敏（对药物、食物、气味、花粉）吗？	1 □	2 □	3 □	4 □	5 □
您的皮肤容易引起荨麻疹（风团、风疹块、风疙瘩）吗？	1 □	2 □	3 □	4 □	5 □
您的皮肤因过敏出现紫癜（紫红色瘀点、瘀斑）吗？	1 □	2 □	3 □	4 □	5 □
您的皮肤一抓就红，并出现抓痕吗？	1 □	2 □	3 □	4 □	5 □
判定的结果	是□	基本是□	否□		

判定方法与标准如下。

（1）判定方法：回答表 8.1—8.9 中的全部问题，每一问题按 5 级评分，计算原始分及转化分，依标准判定体质类型。

$$原始分 = 各个条目的分数相加$$

$$转化分 = [（原始分 - 条目数）/（条目数 \times 4）] \times 100$$

（2）判定标准：平和质为正常体质，其他 8 种体质为偏颇体质。判定标准见表 8.10。

表 8.10 平和质与偏颇体质判定标准表

体质类型	判定标准	判定结果
平和质	转化分 ≥ 60 分	是
	其他 8 种体质转化分均 <30 分	
	转化分 ≥ 60 分	基本是
	其他 8 种体质转化分均 <40 分	
	不满足上述条件者	否
偏颇体质	转化分 ≥ 40 分	是
	转化分 30~39 分	倾向是
	转化分 <30 分	否

产妇中医体质辨识的实施步骤及说明见表 8.11。

表 8.11　产妇中医体质辨识的实施步骤及说明

项目	实施步骤	说明
评估	1. 环境条件：干净，整洁，安全，温度 24~26 ℃，湿度 50%~60%。 2. 物品准备：笔，记录本，脉诊垫，医用乙醇，手消毒剂，体质辨识量表，有条件的可配备体质辨识设备等。 3. 产妇评估：分娩方式、产后时间、产妇身体健康状况及心理状态。 4. 自身准备：着装整齐，洗手。	选择适合产妇的轻音乐。注意卫生消毒。 为产妇选择适合时间和状态。
沟通	1. 与产妇核对相关信息并询问其意愿。 2. 向产妇解释体质辨识的目的、方法和注意事项。	尊重产妇，态度和蔼，语气温柔。
操作流程和要点	**一、体质辨识程序** 1. 选择和准备量表。 2. 向产妇介绍量表填写方法，指导产妇根据量表逐一填写。 3. 分析量表结果。 4. 与产妇沟通体质辨识结果，提出调理建议。 **二、结果计算示范** 示例 1：某人各体质类型转化分如下：平和质 75 分，气虚质 56 分，阳虚质 27 分，阴虚质 25 分，痰湿质 12 分，湿热质 15 分，血瘀质 20 分，气郁质 18 分，特禀质 10 分。根据判定标准，虽然平和质转化分 ≥ 60 分，但其他 8 种体质转化分并未全部 <40 分，其中气虚质转化分 ≥ 40 分，故此人不能判定为平和质，应判定为气虚质。 示例 2：某人各体质类型转化分如下：平和质 75 分，气虚质 16 分，阳虚质 27 分，阴虚质 25 分，痰湿质 32 分，湿热质 25 分，血瘀质 10 分，气郁质 18 分，特禀质 10 分。根据判定标准，平和质转化分 ≥ 60 分，且其他 8 种体质转化分均 <40 分，可判定为基本是平和质，同时，痰湿质转化分为 30~39 分，可判定为痰湿质倾向，故此人最终体质判定结果基本是平和质，有痰湿质倾向。	解释明确，产妇能明白填写方法。
整理	1. 协助产妇休息。 2. 整理用物。 3. 洗手记录。 4. 出具报告。	询问产妇有无不适，协助产妇喝一杯温开水，取舒适姿势休息。 告知产妇体质特点及注意事项。

任务评价

一、自我评价

该项任务的自我评价包含分析、实施、评价、总结 4 个方面的内容。学习本任务后要求学习者能自主、完整地实施并进行自我评测，从而初步具备对应的知识、技能和素养。

二、考核评价

该项操作的评分标准包含评估、计划、实施、评价 4 个方面的内容，总分为 100 分。测试时间 25 分钟，其中环境和用物准备 5 分钟，实际操作时间 20 分钟。

知识拓展

产妇体质特点

在临床调查中发现，产妇偏颇体质出现频次从多到少依次为气虚质、血瘀质、湿热质、阴虚质、阳虚质、痰湿质、气郁质、特禀质。

产妇因分娩过度损耗体内元气，或失血过多，气随血脱，或产后操劳过多，导致体内元气进一步不足形成气虚质，表现为元气不足，以气息低弱，机体、脏腑功能低下为主要特征的一种体质状态。其次为血瘀质，产妇因分娩耗气过多，气虚难以推动血行，致血停成瘀；或胞衣胎膜难以排出停留成瘀；或产后毛孔打开，寒气外侵，寒凝血瘀；或产后情志抑郁，气滞血瘀，致形成血瘀质。血瘀质是指体内有血液运行不畅的潜在倾向或瘀血内阻，表现为容易出现瘀斑，易患疼痛等外在征象的体质状态。

产后是产妇身体恢复的关键时期，健康干预时应以产妇体质辨识结果为指导，根据产妇的体质特点，结合具体情况，针对性地给予饮食、起居、运动等方面指导。

任务二　产妇药浴调理

📖 任务背景

产妇严某，33 岁。于 20 天前自然分娩。体格检查：体温 36.8 ℃，心率 84 次 / 分，呼吸 20 次 / 分，血压 110/80 mmHg。严某自述常感手脚冰凉，腰膝酸软无力，口淡不渴，小便清长，大便稀溏，恶露干净。

任务：为严女士进行中药药浴调理。针对严女士体质，选择药浴包（口述其中 2~3 味中药）。

📖 任务目标

知识目标

1. 能叙述中药药浴的操作流程。
2. 熟悉产妇中药药浴方的配制方法。

能力目标

1. 能根据产妇体质配制合适的中药药浴方。
2. 能根据产妇体征、症状对产妇体质辨识并进行药浴调理指导。

素质目标

1. 服务意识强，遵守职业道德。
2. 具有一定的协调与沟通能力，善于与产妇及其家属沟通。
3. 尊重产妇，关爱产妇身心健康。

📖 任务分析

一、任务描述

药浴是常用中医外治方法，即用药液或含有药物成分的水洗浴全身或局部的一种方法。药浴是借助浴水温热之力及药物自身的功效，使周身腠理疏通、毛窍开放，起到发汗退热、祛风除湿、温经散寒、疏通经络、调和气血、消肿止痛、祛瘀生新等作用。现代药理也证实，药浴后能提高血液中某些免疫球蛋白的含量，增强肌肤的弹性和活力。对产妇有针对性地进行体质辨识，并以此为指导进行相应的药浴调理，将有利于女性产后恢复。

二、任务要求

根据产妇体征、症状对产妇体质辨别并配制合适的中药药浴方，针对产妇不同体质，给予个体化最合适的产后药浴调理指导，最大限度地预防或减少产后多种疾病的发生，促进产后恢复。

任务实施

产妇药浴调理的实施步骤及说明见表 8.12。

表 8.12　产妇药浴调理的实施步骤及说明

项目	实施步骤	说明
评估	1. 环境条件：干净，整洁，安全，温度 24~26 ℃，湿度 50%~60%。可播放柔和的音乐。 2. 物品准备：药浴包、盆、药浴木桶、椅子、按摩床、一次性药浴套、浴巾、毛巾、拖鞋、水温计、温开水、水杯、水瓢、手消毒剂、记录本、签字笔。 3. 产妇评估：产后时间、产妇身体健康状况、心理状态及皮肤状况。建议顺产未手术者恶露干净以后进行药浴。 4. 操作者：着装整齐，洗手。	选择适合产妇的轻音乐。 物品根据产妇具体情况选择。 注意事项： 1. 中度以上高 / 低血压病史、心脏功能不良者慎浴。 2. 有严重哮喘病者应避免使用，或遵医嘱进行。 3. 皮肤有较大面积创口，如剖宫产伤口或会阴侧切伤口未愈合者，以及局部皮肤有破损者不宜药浴。 4. 有严重过敏史的产妇慎浴。 5. 月经期禁浴。
沟通	1. 与产妇核对相关信息。 2. 向产妇解释药浴的目的、方法和注意事项。	尊重产妇，态度和蔼，语气温柔。
操作	一、辨识产妇体质，准备药浴包 1. 配置药浴方：艾叶 100 g，黄芪 70 g，当归 70 g，鸡血藤 50 g，荆芥 50 g，防风 50 g，合欢皮 30 g，生姜 30 g。 2. 药浴包准备：药方打粉，装入纱布袋备用。 二、浴前准备 1. 将一次性浴套铺到浴桶。 2. 将药浴包加清水适量，浸泡 20 分钟，然后再煮 30 分钟，将药液倒进浴盆内。 3. 根据产妇个体差异，用水温计测量，将热水调至适宜温度。 三、浴中操作 1. 协助产妇进入浴桶浸泡。 2. 将浴巾浸湿，盖到产妇暴露部位。 3. 用水瓢浇产妇肩颈部，也可用药浴包搓揉产妇身体。 4. 调理过程中密切观察产妇的情况。出汗量较	

项目	实施步骤	说明
操作	大者，给予适量饮用温水。 **四、浴后操作** 1. 调理结束后用干浴巾擦干皮肤，协助产妇离开治疗区，进入泡浴区防风落汗。 2. 协助产妇卧床休息，注意保暖，并交代注意事项。	
整理	1. 对浴桶、水瓢进行清洁消毒。 2. 整理用物，洗手记录。	用 250 mg/L 含氯消毒剂进行擦拭。

任务评价

一、自我评价

该项任务的自我评价包含分析、实施、评价、总结 4 个方面的内容。学习本任务后要求学习者能自主、完整地实施并进行自我评测，从而初步具备对应的知识、技能和素养。

二、考核评价

该项操作的评分标准包含评估、计划、实施、评价 4 个方面的内容，总分为 100 分。测试时间 30 分钟，其中环境和用物准备 5 分钟，实际操作时间 25 分钟。

知识拓展

瑶族药浴

自古以来，生活在西南地区大山深处的瑶族人民一直过着居住环境潮湿恶劣、医疗条件相对落后的生活，但他们却因为酷爱清洁所以很少生病。他们每天劳动后都要使用瑶浴泡澡，瑶浴泡澡不同于其他民族洗澡时清水一盆，而是用药水洗，俗称药浴，瑶医则称之为"瑶浴"。

瑶族药浴的药材是采用当地盛产的草药，所用药物皆因地制宜，针对不同情况、不同人群选择不同的草本药材。这些药材功能多种多样，具有清热解毒、祛风散寒、舒筋活络、滋补气血的功效。而在泡瑶浴时，瑶族人民常根据不同对象、不同季节或不同疾病选择不同药物。通常新生儿及产后妇女多选用温补和消炎作用的药物，比如大血藤、五指毛桃、肿节风、鸭仔风、穿破石、藤杜仲等，这样可预防产妇及新生儿的各种感染，滋补气血，促进产妇子宫复旧，这种产后进行的药浴，人们称为"月里药浴"。

任务三　产后中医食疗

任务背景

张某，28 岁，于两周前顺产一名健康女婴。产后出现脱发、便秘、睡眠质量差等问题，希望借助中医食疗改善身体状况。

任务：作为产后恢复中心的中医调理师，请为张女士制订个性化的中医食疗方案。

任务目标

知识目标

1. 掌握产后中医食疗的基本原则和常用食材。

2. 了解不同体质产妇的食疗要点。

技能目标

1. 能够根据产妇体质和需求制订个性化食疗方案（含食谱、用法、疗程）。

2. 掌握产后常见问题的食疗调理方法。

3. 能指导产妇正确使用药膳，并解释其科学依据。

素质目标

1. 培养辨证施膳的中医思维，强化食品安全与伦理意识。

2. 培养对中医食疗的兴趣和信心。

3. 树立严谨、科学的工作态度。

任务分析

产后中医食疗是根据产妇的身体状况、体质特点和需求，运用中医理论，通过合理的饮食搭配和食材选择，达到调理身体、促进恢复的目的。影响产后中医食疗效果的关键因素包括产妇的体质辨识、月子期不同阶段的需求、食材的中医属性及搭配合理性、烹饪方法的适宜性等。在实际操作中，需综合考虑这些因素，为产妇提供科学、有效的食疗方案。

任务实施

产后中医食疗的实施步骤和说明见表 8.13。

表 8.13 产后中医食疗的实施步骤和说明

项目	实施步骤	说明
产妇体质辨识	通过问卷调查、面诊、舌诊等方式，确定张女士为气虚体质，主要表现为乏力、气短、脱发等。	按照体质评估量表进行评估。
制订食疗方案	1. 总体原则：益气养血、润肠通便、安神助眠。 2. 食材选择：黄芪、党参、大枣等益气养血食材；黑芝麻、核桃等补肾养发食材；菠菜、香蕉等富含膳食纤维食材；莲子、百合等安神食材。 3. 食谱制订： （1）早餐：黄芪党参炖鸡汤、黑芝麻核桃包子、小米粥。 （2）午餐：红枣蒸南瓜、清炒菠菜、黑芝麻糊。 （3）晚餐：山药炒肉片、莲子百合汤、玉米粥。	注意事项：避免食用生冷、辛辣、油腻等刺激性食物；注意食物的烹饪方法，尽量采用蒸、煮、炖等方式，保留食材的营养成分。
食材选择与采购	选择新鲜、无污染的食材，确保食材的质量和安全。对于一些中药材，如黄芪、党参等，要选择正规渠道购买，保证其药效。	
烹饪制作	按照制订的食谱进行烹饪制作，注意烹饪过程中的卫生和安全。在烹饪过程中，可以适当加入一些调味料，如盐、姜、葱等，以增加食物的口感和味道，但要注意适量，避免过量影响产妇的健康。	
食疗效果观察与反馈	在张女士食用一周后，观察其脱发、便秘、睡眠质量等是否有所改善，并根据反馈及时调整食疗方案。	

任务评价

一、评价指标

（1）食疗方案的合理性（食材搭配、烹饪方法等）。

（2）食疗效果（脱发改善、便秘缓解、睡眠质量提升等）。

（3）产妇满意度。

二、评价方式

通过观察、问卷调查、访谈等方式收集数据，对食疗方案进行综合评价。

三、评价标准

（1）优秀：食疗方案合理，食疗效果显著，产妇满意度高。

（2）良好：食疗方案较合理，食疗效果较好，产妇满意度较高。

（3）合格：食疗方案基本合理，食疗效果一般，产妇满意度一般。

（4）不合格：食疗方案不合理，食疗效果不明显或出现不良反应，产妇满意度低。

📖 知识拓展

中医食疗

常见食材的中医属性。如黄芪具有补气升阳、固表止汗等功效；党参具有补中益气、生津养血等作用；黑芝麻能补肝肾、益精血、润肠燥等。

食疗禁忌与注意事项。如产后恶露未净时，不宜食用辛辣、刺激性食物；体质虚寒的产妇应避免食用生冷食物等。

中医食疗经典方剂。如八珍汤、四物汤等在产后调理中的应用及功效。

项目九　心理调适

任务一　产后常见心理问题及原因

📖 任务背景

产妇张某，26 岁。自然分娩后 10 天，体格检查：体温 36.6 ℃，脉搏 82 次 / 分，心率 18 次 / 分，血压 110/70 mmHg。双乳充盈，无胀痛，子宫收缩好，恶露为淡红色，量少，会阴伤口愈合好，无红肿、疼痛。近日出现烦躁易怒、食欲缺乏、疲劳、失眠、无助、注意力和记忆力减退，甚至莫名哭泣等症状。

任务：根据张女士心理异常的表现，正确评估张女士心理异常的类型。

📑 任务目标

知识目标

1. 能叙述产后心理异常的表现。
2. 熟知产后心理异常的类型。

技能目标

1. 能对产后心理异常进行分类。
2. 能根据产妇情绪状况，进行良好的沟通。

素质目标

1. 遵守职业道德，关怀产妇。
2. 具有一定的协调与沟通能力，善于与产妇及其家属沟通。
3. 能指导产妇表达内心情绪。

📖 任务分析

一、任务描述

产褥期是产妇心理转换时期，容易受体内外环境不良刺激而导致心理障碍。产后心理异常包括产后忧郁、产后抑郁症和产后精神病 3 种类型。

1. 产后忧郁　　在分娩后的最初几天，产妇进入了一个新的身心变化时期，容易受各种不良因素的影响，从而造成身心障碍。高达 80% 的产妇会出现情绪低落的现象，这通常被称为产后忧郁。产后忧郁的特点是出现一系列的症状，最常见的是情绪不稳的欣快感和痛苦之间的复杂情绪。另外，此阶段的常见症状还有烦躁易怒、食欲缺乏、疲劳、失眠、沮丧、无助、注意力和记忆力减退，甚至莫名哭泣等。这些症状通常不会持续太久，在产后 1~2 周会自然消失。产后忧郁不是疾病，不需要药物治疗。

2. 产后抑郁症　　产后抑郁症是产后精神障碍的一种常见类型，主要表现为产褥期持续和严重的情绪低落以及一系列症状。产后抑郁症除给产妇造成痛苦外，还会影响婴儿的健康和发育。

流行病学研究证明，产后抑郁症的发病率占分娩总人数的 10%~20%。产后抑郁症多在产后 6 周内发病，亦有 8%~15% 的产妇在产后 2~3 个月内发病，症状最长者可持续 2 年。产妇主要表现如下：①情绪改变，心情压抑、沮丧、情绪淡漠，甚至焦虑、恐惧、易怒，晨重夜轻；有时表现为孤独、不愿见人或伤心、流泪。②自我评价降低，自暴自弃、自罪感，对身边的人充满敌意，与家人、丈夫关系不协调。③创造性思维受损，主动性降低。④对生活缺乏信心，觉得生活无意义，出现厌食、睡眠障碍、易疲倦、性欲减退。严重者甚至绝望、有自杀或杀婴倾向，有时陷于错乱或昏睡状态。

产后抑郁症可造成母婴连接障碍。母婴连接是指母亲和婴儿间的情绪纽带，它取决于一些因素，包括母婴间躯体接触、婴儿的行为和母亲的情绪反应性。母婴连接不良时母亲可能拒绝照管婴儿，会影响婴儿的正常发育、生长并可能出现意外伤害，对婴儿造成不良影响。

产后抑郁症的严重程度与婴儿的不良精神和运动发展成正比。产后抑郁症妇女的婴儿在出生后前 3 个月会出现行为困难，婴儿较为紧张、较少满足，易疲惫，而且动作发展不良。12~19 个月时婴儿的认识能力和性格发展不良。产后第 1 年有抑郁症的母亲，其孩子在 4~5 岁的能力和认知指数均显著低于健康妇女的孩子。据报道，注意缺陷障碍（伴多动）即与婴儿时期的母婴连接不良有关。基于产后抑郁症对母亲和孩子的不良影响，此症一旦诊断成立就应开始治疗。

3. 产后精神病　　产后精神病是一种严重的精神错乱状态，发生率占分娩妇女的 0.1%~0.2%，多发生在产后数天至 4~6 周，这是与分娩相关的最严重的精神疾病，可包括不能休息、烦躁、失眠、幻想、幻觉、思维障碍、错乱行为和退缩行为等。

产后精神病的临床症状复杂，根据其表现大致有如下几种状态。

（1）抑郁状态：是产后精神病中最多见的一类状态，多在产后 7 天内发病。主要表现为情绪低落、悲观失望、伤感、不安、焦虑，不愿与外界接触。病情加重时可出现自卑、自责，表现出对新生儿强迫性担心或对新生儿厌恶，甚至有杀害新生儿的想法存在。

（2）谵妄状态：起病多在产后早期，初期可有失眠、烦躁、情绪不稳、食欲缺乏等，以后发展为对新生儿过分担心，易激惹、猜疑，然后很快出现明显的精神运动性兴奋，思维紊乱伴有各种幻觉、听到新生儿哭泣声及别人议论她等，对新生儿根本不关心，也有杀害新生儿的危险。

（3）躁狂状态：产后1~2周发病，表现为少睡眠、兴奋多、好动、唱歌、情绪高涨、好夸耀自己、昼夜忙碌不停、精力充沛、记忆增强、自我感觉良好等，躁狂状态镇静后可发展为抑郁状态，故又称躁郁状态。

（4）幻觉妄想状态：产后大多数急性或亚急性起病，情感症状明显，妄想内容波动且欠系统，存在片段的关系妄想，嫉妒妄想，大喊大叫，行为孤僻，伤人、伤物等，类似精神分裂症样状态。

（5）反应性精神病：表现为焦虑、紧张、乱语、意识欠清、定向障碍、反复发生错觉及幻觉等。

（6）感染性精神病：临床症状有高热、意识恍惚或朦胧状态、语言不清、定向障碍、行为紊乱，有时喃喃自语。

分娩后抑郁症的早期表现很难与"产后忧郁"相区别。但若发生了自杀倾向或企图，或妄想就可以诊断为产后精神病。

二、任务要求

评估产妇是否感到孤独、无助、恐惧、焦虑，情绪低落或沮丧的程度，有无厌世倾向。了解产妇如何看待本次妊娠及分娩，产妇有无自我护理能力和照顾新生儿的能力，母婴的交流是否正常；产妇是否真正体会到来自社会和家庭的温暖，尤其是来自丈夫和长辈的关怀至关重要。

通过与产妇交谈了解其情绪及精神状态；了解产妇心理问题的严重程度。

任务实施

评估产后心理异常表现类型的实施步骤及说明见表9.1。

表 9.1　评估产后心理异常表现类型的实施步骤及说明

项目	实施步骤	说明
评估	1. 环境条件：干净，整洁，安全，温度24~26 ℃，湿度50%~ 60%，可播放柔和的音乐。 2. 物品准备：舒适的座椅或床，小型音响设备，手消毒剂等。 3. 产妇评估：产妇的心理状态。 4. 自身准备：着装整齐，洗手。	选择适合产妇的轻音乐。 注意座椅或床的舒适度。

续表

项目	实施步骤	说明
沟通	1. 与产妇核对相关信息。 2. 向产妇解释交谈沟通的目的、方法。	尊重产妇，态度和蔼，语气温柔。
操作	**产后忧郁** 烦躁易怒、食欲缺乏、疲劳、失眠、沮丧无助、注意力和记忆力减退，甚至莫名哭泣。 **产后抑郁症** 紧张、疑虑、内疚、恐惧等症状，极少数严重者会有绝望、离家出走、伤害孩子或自杀的想法和行动。 **产后精神病** 不能休息、烦躁、失眠、幻想、幻觉、思维障碍、错乱行为和退缩行为。 产后精神病状态： （1）抑郁状态：情绪低落、抑郁自卑、自责。 （2）谵妄状态：易激惹、猜疑。 （3）躁狂状态：少睡眠、情绪高涨。 （4）幻觉妄想状态：妄想、伤人、伤物。 （5）反应性精神病：意识欠缺、定向障碍。 （6）感染性精神病：高热、行为紊乱。	与产妇交流，取得信任，让产妇充分表达自身情绪及精神状态。根据产妇症状进行分类。
整理	1. 协助产妇离开。 2. 整理用物。 3. 洗手记录。	询问产妇有无不适，与家属进行沟通。

▽ 任务评价

一、自我评价

该项任务的自我评价包含分析、实施、评价、总结 4 个方面的内容。学习本任务后要求学习者能自主、完整地实施并进行自我评测，从而初步具备对应的知识、技能和素养。

二、考核评价

该项操作的评分标准包含评估、沟通、操作、整理 4 个方面的内容，总分为 100 分。测试时间 15 分钟，其中环境和用物准备 5 分钟，实际操作时间 10 分钟。

产褥期抑郁症的诊断标准及处理

一、产褥期抑郁症诊断标准

产褥期抑郁症至今尚无统一的诊断标准。目前应用较多的是美国精神病学会（APA）2013 年在《精神障碍诊断与统计手册（第 5 版）》（DSM-5）中制订的标准。产褥期抑郁症诊断标准如下。

1. 在 2 周内每天或几乎每天出现下列 5 个或以上的症状（必须包括第一项或第二项症状之一）。

（1）情绪抑郁。

（2）对全部或多数活动明显缺乏兴趣或愉悦。

（3）体重显著减轻或增加。

（4）失眠或睡眠过度。

（5）精神运动性兴奋或阻滞。

（6）疲劳或乏力。

（7）遇事均感毫无意义或有自罪感。

（8）思维能力减退或注意力不集中。

（9）反复出现想死亡的想法。

2. 症状不符合其他精神疾病的标准。

3. 症状妨碍工作、学习及社会活动的功能。

4. 症状不是由物质或一般药物直接引起。

5. 在产后 4 周内发病。

二、产褥期抑郁症处理

产褥期抑郁症处理包括心理治疗和药物治疗。

1. 心理治疗：是重要的治疗手段，包括心理支持、咨询与社会干预等。通过心理教育、认知行为疗法，帮助产妇改变其不健康的思维和行为模式，从而改善其情绪和功能，并预防婴儿出现问题，应为产褥期产妇提供更多的情感及社会支持。

2. 药物治疗：适用于中重度抑郁症及心理治疗无效患者。应在专科医师指导下用药为宜，可根据以往疗效及患者特点个性化选择药物。首选选择性 5- 羟色胺再摄取抑制剂，尽量选用不进入乳汁的抗抑郁药。

（1）选择性 5- 羟色胺再摄取抑制剂。①盐酸帕罗西汀：起始量和有效量为 20 mg，每日早餐时 1 次，2~3 周后，若疗效不佳且副作用不明显，可以 10 mg 递增，最大剂量 50 mg（低体重者 40 mg），每日 1 次。肝肾功能不全患者慎用。注意不宜骤然停药。②盐酸舍曲林：口服，开始每日 50 mg，每日 1 次，与食物同服。数周后增至每日

100~200 mg。常用剂量为每日 50~100 mg，最大剂量为每日 150~200 mg（此量不得连续应用超 8 周以上）。需长期应用者，需用最低有效剂量。

（2）三环类抗抑郁药。阿米替林，常用量开始一次 25 mg，每日 2~3 次，然后根据病情和耐受情况逐渐增至每日 150~250 mg，分 3 次口服，最高剂量每日不超过 300 mg，维持量每日 50~150 mg。

任务二 心理调适方法和技巧

任务背景

产妇王某，25岁。自然分娩后15天。体格检查：体温36.6 ℃，脉搏82次/分，心率18次/分，血压110/70 mmHg。双乳充盈，无胀痛，恶露为淡红色，量少，会阴伤口愈合好，无红肿、疼痛，近日焦虑、情绪低落、出现烦躁易怒、食欲缺乏、疲劳、失眠、无助、注意力和记忆力减退等症状，在家属的陪同下来进行心理调适。

任务：根据王女士心理异常的表现，指导护理人员给予其合理的心理调适。

任务目标

知识目标

1. 能叙述产后心理异常各类型的调适方法。
2. 熟知产后心理异常问题的表现。

能力目标

1. 能帮助产妇调适心理异常，恢复最佳的心理状态。
2. 能根据产妇情绪状况，给予正确的指导。

素质目标

1. 遵守职业道德，关怀产妇。
2. 具有一定的协调与沟通能力。
3. 能指导产妇合理饮食、适当休息与活动。

任务分析

一、任务描述

2020年，国家卫生健康委发布《探索抑郁症防治特色服务工作方案》中，围产期的抑郁症筛查已经被纳入了常规孕检和产后访视流程。目前一般采用两步筛查法，即先使用筛查量表筛查出可疑孕产妇，再采用研究使用的诊断标准进行诊断。目前我国对孕产妇人群进行筛查，主要采取的是由当地妇幼保健机构、医院精神卫生专科和社会专业的心理机构组成的三类产检筛查干预模式。除此之外，当孕产妇了解筛查对个人健康的重要意义后，在发现个人情绪状态不佳时学会使用量表进行自我筛查，也是个人健康素养能力的重要体现，目前国内也有专业医疗或专业心理平台提供网上电子筛查表。

美国产后支持国际联盟提倡所有与怀孕或产后女性接触或工作的人员，都可以进行围产期情绪障碍的筛查，比如：社区医疗服务 / 内科的医护人员；产科 / 妇科 / 儿科的医护人员；高级执业护士、医生助理、助产士、合作执业的临床社会工作者以及有入户指导资格的卫生护理专业人员。这些人员都是在接受了专业培训后才可以为这些处于孕产阶段的女性提供专业筛查服务。这些更为丰富的社会支持网络也能让更多的孕产阶段的女性在需要的时候更快地获得支持。

二、筛查工具的选择

1. 爱丁堡产后抑郁症调查量表（EPDS）　　由 Cox 等人在 20 世纪 80 年代开发，目前，它已被翻译成至少 60 种语言。该量表具有良好的信度和效度，大量的研究表明 EPDS 不仅适用于产后抑郁的筛查，也可用于妊娠期抑郁筛查，甚至是非产后妇女、流产后、围绝经期妇女以及有智力障碍的母亲。它是免费使用的，只要量表上包含验证研究的参考资料就可以复制，而不侵犯版权。想最有效地使用它需要进行相应的培训。1998 年，EPDS 被 Lee 等译成中文版，在国内开始应用；2009 年王玉琼等将 EPDS 进行重新修订，使其更符合国人语言习惯，广泛用于孕产妇抑郁的筛查（表 9.2）。

表 9.2　爱丁堡产后抑郁症调查量表（EPDS）

问题编号	问题描述	评分标准			
		0 分	1 分	2 分	3 分
1	我能够有效地应对各种事情。	是的，我一直能够应对	大部分时间可以应对	有时候可以应对	不能应对
2	我一天中大部分时间都感到快乐。	是的，大多数时间都感到快乐	虽然不总是，但经常感到快乐	有时候感到快乐	很少或从未感到快乐
3	我因为焦虑或担忧而无法放松。	从不	偶尔	经常	大部分时间
4	我对自己感到满意。	是的，大多数时间都满意	虽然不总是，但经常满意	有时候满意	很少或从未满意
5	我感到悲伤或绝望。	从不	偶尔	经常	大部分时间
6	我因为焦虑而无法入睡。	从不	偶尔	经常	大部分时间

问题编号	问题描述	评分标准			
		0分	1分	2分	3分
7	我感到与他人有联系。	是的，大多数时间都感到有联系	虽然不总是，但经常感到有联系	有时候感到有联系	很少或从未感到有联系
8	我感到生活是有意义的。	是的，大多数时间都感到有意义	虽然不总是，但经常感到有意义	有时候感到有意义	很少或从未感到有意义
9	我因为焦虑或担忧而感到心烦意乱。	从不	偶尔	经常	大部分时间
10	我有伤害自己的念头。	从不	偶尔有这样的念头	经常有这样的念头	大部分时间都有这样的念头

总分计算：将每个问题的得分相加，得到总分。
解读：
0~9分：正常范围，无明显抑郁症状。
10~12分：可能有轻度抑郁，建议进一步评估。
13~14分：可能有中度抑郁，建议专业评估和干预。
15分及以上：可能有重度抑郁，需要立即寻求专业帮助。

适用对象：产后4~8周的产妇，但也可以在产前和产后任何时间使用。
施测方法：可以由专业医护人员在医院或社区卫生服务中心进行，也可以通过电话或网络进行自我评估。
结果解读：总分超过12分或第10题得分超过0分，建议进一步评估和干预。
局限性：EPDS是一种筛查工具，不能作为确诊依据。如果筛查结果阳性，需要进一步的专业评估和诊断。

2.9条目健康问卷(PHQ-9)抑郁症筛查量表　　PHQ-9抑郁症筛查量表是基于美国《精神障碍诊断和统计手册（第4版）》（DSM-4）诊断重性抑郁障碍的9个标准制订的，广泛应用于基层医疗单位和各种人群，包括妊娠和产后人群。其具有简单、易操作且信度和效度均较高的特点，目前广泛应用于我国的妇幼保健系统以及相关机构的临床筛查中（表9.3）。

表9.3　PHQ-9抑郁症筛查量表

问题编号	问题描述	评分标准			
		0分	1分	2分	3分
1	你是否对平时感兴趣的事物失去了兴趣或乐趣？	没有	几天	一半以上的时间	几乎每天
2	你是否感到情绪低落、沮丧或绝望？	没有	几天	一半以上的时间	几乎每天

问题编号	问题描述	评分标准			
		0分	1分	2分	3分
3	你是否因为睡眠问题而感到困扰？	没有	几天	一半以上的时间	几乎每天
4	你是否感到疲劳或失去精力？	没有	几天	一半以上的时间	几乎每天
5	你是否感到食欲不振或体重明显变化？	没有	几天	一半以上的时间	几乎每天
6	你是否感到自己无用或有过多的自责？	没有	几天	一半以上的时间	几乎每天
7	你是否感到难以集中注意力或做决定？	没有	几天	一半以上的时间	几乎每天
8	你是否感到动作或说话变慢，或者坐立不安？	没有	几天	一半以上的时间	几乎每天
9	你是否经常有自杀的念头或计划？	没有	几天	一半以上的时间	几乎每天

总分计算：将每个问题的得分相加，得到总分。
解读：
0~4分：无抑郁症状。
5~9分：轻度抑郁。
10~14分：中度抑郁。
15~19分：中重度抑郁。
20分及以上：重度抑郁，需要立即寻求专业帮助。

使用说明
适用对象：适用于18岁及以上的成年人，用于筛查抑郁症。
施测方法：可以由专业医护人员在医院或社区卫生服务中心进行，也可以通过电话或网络进行自我评估。
结果解读：总分超过9分，建议进一步评估和干预。
局限性：PHQ-9是一种筛查工具，不能作为确诊依据。如果筛查结果阳性，需要进一步的专业评估和诊断。

三、注意事项

（1）使用量表时，按需加入孕/产妇基本信息的收集条目。如姓名、年龄、孕周（或产后时间）、胎次、建档医院、个人电话和重要联系人/电话等。

（2）给筛查者就测评量表数值给予解释以及具体的解决建议；对中度及以上的筛查者明确告知进一步做专业诊断的重要性。

（3）如筛查中的 EPDS 问题 10 或 PHQ-9 问题 9 不是零分，即判定为阳性，必须保持后期回访，同时提供转介资源，要求及时进行干预。

（4）一旦筛查结果是阳性的孕产妇，要明确建议需要进一步地诊断和转介甚至是治疗；为保证转介能够有效地帮助到孕产妇，需要主动跟踪回访确认情况。

四、任务要求

产褥期是妇女一生中很重要的时期，这个时期妇女在生理、心理及社会角色上，都面临巨大的转变。科学教导她们适应心理变化，及时合理地调适异常的不良心理刺激，减少产褥期心理异常，促进母婴健康，是现代围产医学中的重要组成部分。

根据产妇心理异常的表现类型，能给出合理的调适方法，帮助产妇恢复最佳的心理状态。

任务实施

产后心理异常的调适的实施步骤及说明见表 9.4。

表 9.4　产后心理异常的调适的实施步骤及说明

项目		实施步骤	说明
评估		1. 环境条件：干净，整洁，安全，温度 24～26 ℃，湿度 50%～60%，可播放柔和的音乐。 2. 物品准备：舒适的座椅或床，小型音响设备，手消毒剂等。 3. 产妇评估：分娩方式，分娩过程，产妇健康状况，有无伤口及伤口愈合情况，产妇的心理状态。 4. 自身准备：着装整齐，洗手。	选择适合产妇的轻音乐。 注意座椅或床的舒适度。
沟通		1. 与产妇核对相关信息。 2. 向产妇解释交谈沟通的目的、方法。	尊重产妇，态度和蔼，语气温柔。
操作	产后忧郁	1. 做好产后心理变化的宣教。 2. 加强与产妇的沟通。 3. 宣传男女平等的思想。 4. 指导产妇产后饮食。 5. 正确指导产妇产后的休息或锻炼。	与产妇及家属交流，帮助产妇恢复心理健康。
	产后抑郁症	1. 加强妊娠期、分娩期及产褥期的健康教育，以及新生儿和婴幼儿保健。 2. 帮助产妇和家属认识到产后抑郁症的早期症状和体征。 3. 帮助产妇了解如何表达内心的烦躁和焦虑。 4. 提供产前培训课程，在产前、产时的支持，产后早期检查和连续性的护理。 5. 严重的产后抑郁症状，一定要建议她去找心理专家进行咨询和治疗。	

项目	实施步骤		说明
操作	产后精神病	1. 给予药物治疗。 2. 给予心理安抚和在日常生活方面无微不至的关怀。 3. 主动关心产妇，采取个别谈心，提高产妇的生活信心。	
整理		1. 协助产妇离开。 2. 整理用物。 3. 洗手记录。	询问产妇有无不适，与其家属进行沟通。

产后不良心境及自我调适的步骤及说明见表 9.5。

表 9.5　产后不良心境及自我调适的步骤及说明表

项目	实施步骤	说明
评估	1. 环境条件：备空间适宜的培训室一间，有 Wi-Fi、投影、电子设备等。 2. 物品准备：白纸、笔、打印好的量表或者线上评测相关电脑和软件、手消毒剂、记录单、健康宣教手册等。 3. 产妇：确认产妇个人同意并愿意完成此谈话。 4. 产后恢复师：着装整齐，普通话标准，神情自然。	谈话房间私密性强，避免打扰。 产后 4 周内。 须经过相关培训。
沟通	1. 向产妇介绍本次谈话的目的和意义。 2. 提出针对此次谈话过程的要求和注意事项，请产妇和家庭成员予以配合。	手机调至静音或震动模式。
谈话过程	1. 阐明目标及原则。 （1）谈话开场：自我介绍、肯定家庭主动求助的积极意义、澄清产后不良情绪不一定是产后抑郁症，降低产妇或家人的紧张情绪。 （2）对本次交流的内容进行简要告知：了解产后不良状态及原因，提供可以自我调适的方式，进行"是否产后抑郁症"的简单排查。 2. 核心谈话。 （1）了解产妇基本情况，确认目前所在时间周期是否在产后 3~4 周的自愈阶段前后，进一步了解身心状态以做初步判断。 （2）与产妇及家庭成员具体交流产后情绪波动的发生原因、持续时长，请产妇对当前在尝试和实施的解决方案做效果评价。 （3）与产妇和家属交流产后心境的保护因素，请产妇和家属共同乐观和积极面对，鼓励其通过体验不同的调整方式建立信心。 （4）了解产妇和家属当前的调整或解决方案，之后可提供其他的解决方法以及循证依据。	强调产妇对不良情绪的觉察有时候比学会方法更重要（自我关爱）。 鼓励产妇和家人主动寻找专业机构或人士求助（自我帮助）。 提供产后不良心境的自我调适方法：有机会/环境表达和释放负面情绪；找到自己认同和喜欢的在家庭以外的社会支持系统；在自己身体胜任和允许的情况下，简单的运动锻炼可以很好地降低产妇的压力感；补充睡眠是非常重要的行动；通过饮食调整缓解产后不良情绪；到户外多晒太阳；按摩；其他如艺术疗法、写作疗法、植物疗法等。 选择各类方法的核心是适合自己并能够有效地解决问题。

项目	实施步骤	说明
谈话过程	（5）如发现产妇不良状态持续时间长 / 对当前实施方案效果持消极评价 / 不乐于再做其他调整，在其有意愿筛查时，可做抑郁量表评估。 3. 结束谈话。 （1）整理本次谈话中涉及所有的关键问题以及解决方案，一一与会谈者明确。 （2）若做量表筛查，需按对应分值进行结果解释；若呈阳性，筛查者需要明确干预建议，并提供干预资源的转介。后期必须跟进。	在征得产妇同意的情况下，可以进行其他专业资源的转介。 为保证转介能够有效地帮助到孕产妇，需要主动跟踪回访确认情况。
整理	1. 整理物品。 2. 存档客户信息和谈话记录。	编号留档，便于回访。

任务评价

一、自我评价

该项任务的自我评价包含分析、实施、评价、总结 4 个方面的内容。学习本任务后要求学习者能自主、完整地实施并进行自我评测，从而初步具备对应的知识、技能和素养。

二、考核评价

该项操作的评分标准包含评估、沟通、操作、整理 4 个方面的内容，总分为 100 分。测试时间 15 分钟，其中环境和用物准备 5 分钟，实际操作时间 10 分钟。

知识拓展

产后妇女的心理调适

产后因为激素的剧烈变化以及生活和个人角色的迅速变化，会导致大部分产妇出现情绪的低落或波动。这种不良情绪状态在产后女性中发生率达 80%。这个阶段性的状态被认为是一种身体对于分娩的正常反应，并不是一种疾病综合征。研究者认为，产后不良心境的症状越严重，发展成为产后抑郁症的概率越大。

如果这个阶段产妇能得到良好的身体护理，有家人提供生活和身体上的充分照顾，以及家务和婴儿护理方面的压力分担，让产妇得到足够的休息、良好的营养支持和相应的医疗护理时，这些产后不良情绪的症状会逐渐消失，获得自愈。

产褥期须从妊娠期及分娩期的疼痛不适和焦虑中恢复，需要接纳家庭新成员和组成新家庭，这一过程称为心理调适过程。根据 Rubin 的研究将产褥期的心理调适分为 3 个时期。

（1）依赖期：产后 1~3 天，在这一时期，产妇的很多需要是通过别人来满足的，如对婴儿的关心、喂奶、沐浴等。

（2）依赖 - 独立期：产后 4~14 天，这一时期产妇表现出较独立的行为，改变依赖期中接受特别的照顾和关心的状态，学习和练习护理自己的婴儿，这一时期产妇容易产生心理异常。

（3）独立期：产后 2 周~1 个月，家庭新模式形成并运作，开始恢复分娩前的家庭生活。

任务三　产后家庭支持性谈话

📖 任务背景

李女士，30岁，在孕晚期即出现焦虑，担心自己在产后会患上产后抑郁症。在交流后得知，其公公婆婆提出将会在产后到家中来照护她的衣食住行。李女士知道自己与公公婆婆的生活方式和饮食习惯均存在较大差异，担心老人的生活观念与现代产褥期的护理方式不同，导致在家里既得不到自己期待的恢复生活，同时还要处理各种家庭与护理人员的冲突。为此李女士整日忧心忡忡，又不敢与家人说出内心的想法，因此来产后恢复中心求助。

任务：在产前/产后，根据需要为产妇及其家庭的主要照护者，进行有针对性的家庭谈话。让产妇本人建立关注自我健康的能力，敢于同家人表达自己的需求；同时让家庭主要照护成员了解产褥期可能会经历的心理变化和产妇个人的护理意愿，以便在变化发生后能够提供更为积极和有效的支持方式，面对可能导致产后抑郁的各类易感因素提前进行干预，从而降低产后抑郁的发生风险。

📖 任务目标

知识目标

1. 了解导致产后抑郁发生的高发因素和进行产后抑郁提前干预的意义与价值。

2. 了解产后以家庭为单位进行支持性沟通的意义。

3. 熟知在进行产后家庭支持性谈话的核心环节以及内容。

能力目标

1. 能够主动发起产后以家庭为单位的支持性沟通的引导。

2. 能够充分运用所学习的知识，为产妇个人建立正确的产后自我照护的信念。

3. 通过支持性沟通将产后身心照护的核心内容传递给产后家庭的主要照护者，为产妇共建一个支持性的生活环境，有效预防和降低产后抑郁的发生。

素质目标

1. 理论完整专业扎实，并有明确的边界意识，在专业范畴内与产妇及家庭照护者进行工作。

2. 有充分的共情力，在工作中为产妇提供倾听和积极的引导，对其家庭的人员及事件给予充分理解，不评价，不替他人做决定。

3. 能够使用非指导性的沟通方法，完成个人及家庭交流工作。

📖 任务分析

一、任务描述

支持性沟通是指围绕着言语和非言语行为展开交流，主要目的是改善另一个人的心理状态，并保持交流者之间积极的人际关系。

在针对"以人为中心"的支持性沟通的研究里，除将语言信息交流作为传递支持的主要工具外，在支持性沟通中呈现出来的支持性信息的目的是表达关怀和同情，并缓解当事人（孕产妇）困难的情绪。大量证据表明，人与人之间的支持性互动，对我们的健康有很大的贡献。

在产前或产后，我们均可以根据孕产妇的需要，提供以家庭为单位的入户支持性沟通服务。过程中护理人员向整个产后家庭的支持人员统一传递专业且重要的对产后女性由内而外的身心护理建议，引导重要家人共同了解产褥期的女性处于高风险的原因，并能够初步识别她们的身心状态，在发现不良情绪状态时能主动积极地为其提供更丰富的情感支持和生活照顾，让处于情感脆弱期的围产期女性更好地降低焦虑和抑郁的风险。

二、任务要求

（1）明确沟通对象的重要性及参与目的。

产妇本人做自己的健康责任人，充分认知自己在产后可能经历的身心状态，在个人出现不良状态的时候，能够主动明确地表达自己的诉求，甚至及时地向家庭成员或专业人员发出帮助请求。

产妇丈夫作为家庭核心成员更是产妇最重要的情感支持者，其身份不可替代；同时，男性也可能经历产后不良情绪，更需要对自己的身心状态趋势提前了解。

产妇的家人包括产妇的父／母亲以及伴侣的父／母亲，对生育事件提供支持的动机和施以情感关注是家庭情感的表达。同时也需要了解作为长辈在产后家庭生活中的角色与主要任务，要做到及时给予合适与合理的支持而非制造不必要的冲突。

产妇的照护者在产妇产后 1~6 个月甚至更长时间中，以专业技能长期给产妇本人以及家庭提供产妇生活照护和婴儿护理的专业人员（如月嫂、育儿嫂），更需要了解产妇身心和家庭特点，做好专业定位并为产妇及其家庭提供科学、正确和有效的支持。

（2）进行 5 个核心主题的沟通交流内容的准备，在实施时精准达成信息传递。

主题 1：产后不良心境的发生率和生理原因，并明确不调整后的恶化可能。

主题 2：明确导致女性产后不良情绪／产后抑郁症的原因。假如产妇有如下经历，个人应关注产后情绪变化，家人也需要提供及时的情感支持和心理照护。

主题3：产后女性多发的情绪状态与表现，如每天都长时间出现，并持续10天以上就需要进一步地进行诊断和干预甚至是治疗。

主题4：产后关键环节的实施建议，需要产妇与家庭照护者交流意愿、想法及担忧，最终以"产妇优先"的原则进行实施。

主题5：产后抑郁症的误区和就医预警。让产妇和家人都能了解产后抑郁症的特殊性，情况严重时需及时就医。

任务实施

产后家庭支持性谈话的实施步骤及说明见表9.6。

表9.6　产后家庭支持性谈话的实施步骤及说明

项目	实施步骤	说明
评估	1.环境条件：备空间适宜的培训室一间，有Wi-Fi、投影、电子设备等。 2.物品准备：白纸、笔、打印好的量表或者线上评测相关电脑和软件、手消毒剂、记录单、健康宣教手册等。	谈话房间私密性强，避免打扰。
评估	1.产妇：确认产妇及家庭成员同意并意愿完成此谈话。 2.产后恢复师：着装整齐，普通话标准，神情自然。	建议在预产期前1个月内进行；若选择在产后进行，要求在产后1~10天内完成。须经过相关培训。
沟通	1.向产妇介绍本次家庭谈话的意义和价值。 2.提前告知谈话流程、时间、时长，谈话对象、涉及的内容及服务费用等。	时间选择：建议产妇及家庭将支持性沟通在预产期前1个月内进行；若选择在产后进行，要求在产后1~10天内完成（产后24~72小时后就可能开始出现不良情绪状态）。 手机调至静音或震动模式。
面谈过程	1.阐明目标及原则。 （1）谈话开场：自我介绍、强调本次家庭式会谈对每个参与者的重要性，了解会谈涉及的关键环节及分别需要的大概时长、会谈涉及的方式以及会谈的重要意义。 （2）对本次家庭支持性会谈的核心原则进行简洁明确地告知。	

项目	实施步骤	说明
面谈过程	2. 核心谈话。 主题1：产后不良心境的发生率和生理原因，并明确不调整后的恶化可能。产妇分娩后的激素水平大幅下降，并在睡眠不足、身体过度疲惫以及短期无法适应新角色的过程中可能出现不良心境的发生率约80%，在产后24小时到3周内均可能发生，如果能够得到及时的自我调整和家庭支持，这个阶段将在产后1个月之后慢慢地自愈；反之就可能恶化为产后抑郁症。 主题2：导致产后不良情绪的原因。 假如产妇有如下经历，个人应关注产后情绪变化，家人也需要提供及时的情感支持和心理照护： （1）夫妻为意外怀孕。 （2）从孕期到产后，获得的家庭支持不充分，特别是情感支持。 （3）经历不良的分娩经历（急产、早产、晚产、紧急剖宫产、非预期的分娩方式）。 （4）在孕期有并发症，如妊娠糖尿病、妊娠高血压等。 （5）与母乳相关的，如不想母乳、母乳过程不顺利、母乳疼痛等。 （6）新生儿／婴儿相关，如早产儿、低体重儿、先天畸形儿、经历产伤。 （7）个人对婴儿的照顾能力和技能不足。 （8）孕期和产后，个人或家庭经历了重要变化或重大变故（夫妻情感破裂、丧亲、财务损失、工作变化、搬家以及出国等）。 （9）经历重大的社会性事件或自然灾害等。 主题3：产后女性多发的情绪状态与表现。 如每天都长时间出现，并持续10天以上就需要进一步地进行诊断和干预甚至是治疗。 （1）持续的压力感，对自己不能快速胜任母亲的角色不满意。 （2）容易哭泣、过度敏感、易怒，即使一些小事也总想哭。 （3）会出现睡眠困难、焦虑，或是持续感觉到疲惫。 （4）饮食规律发生明显变化，毫无食欲、进食困难或暴饮暴食。 （5）过度亢奋，表现为更少的睡眠或不入睡，持续话多且语速急。 （6）对婴儿缺乏爱的感觉，不愿意接触婴儿。 （7）对家人缺乏信心和信任。 主题4：产后关键环节的实施建议。 需要产妇与家庭照护者交流意愿、想法及担忧，最终以"产妇优先"的原则进行实施。 （1）在科学、合理对母婴身心有益的前提下，产妇能得到基于个人意愿的生活护理。 （2）家人能够支持产妇对母乳方式的决定。 （3）需要时，产妇能及时有效获得来自家人提供的生活、身体和情感上的充分照顾。 （4）给产妇提供良好的环境和人力支持，以确保其拥有足够的休息让身心得以更好地恢复。 （5）产妇能够拥有自主自愿的充分与婴儿互动的时间，不因任何理由被隔离。	

项目	实施步骤	说明
面谈过程	（6）科学和合理的产后饮食及营养支持。 （7）产妇在日常家务和婴儿护理方面的事宜被合理和安全地分担。 （8）能够获得及时、专业的伤口和产后身体恢复护理。 主题5：产后抑郁症的就医预警。 让产妇和家人都能了解产后抑郁症的特殊性，情况严重时需及时就医。 （1）即使是孕产生活非常顺利、家人良好的照顾、新生儿养育顺利，甚至是产妇有开朗活泼的性格，也有可能发生严重的产后抑郁症。 （2）即使产妇是心理工作者、医生等职业，也可能患产后抑郁症。 （3）即使家人持续地提供正确支持，依然发现产妇在7~10天内无法缓解症状甚至想要伤害自己或要伤害婴儿时，务必及时到医院进行评估治疗。 （4）当家人不承认产妇或其伴侣存在抑郁症状，或产妇主动要求就医诊断被家人拒绝时，不仅会加重抑郁症状，延迟诊断还可能导致恶性伤害事件。 （5）产后抑郁症的持续时间取决于所接受治疗的及时性和适当性，越早发现，越早获得支持和治愈。 （6）建议产妇和家人了解并保存PHQ-9量表，发现产妇情绪持续不佳时进行自我检测，根据匹配结果进行就医。 3.结束谈话。 （1）整理交谈中涉及的产妇需求和关键问题。 （2）针对每个关键问题中会谈者共同磋商的解决方案进行再次确认，并承诺共同配合实施。 （3）提供个人/机构联系方式，为后续的服务或咨询提供信息。	
整理	1.整理物品。 2.存档客户信息和测查问卷。	编号留档，便于回访。

任务评价

一、自我评价

该项任务的自我评价包含分析、实施、评价、总结4方面的内容。学习本任务后要求自主完整实施并进行自我评测，从而初步具备对应技能和素养。

二、考核评价

该项任务的考核评价包含准备、实施、评价3个方面的内容，总分为100分。学习本任务后要求在教师指导下规范实施并通过考核评价，从而完整具备对应技能和素养。

男性和婴儿也可能出现产后抑郁状态

多项综合研究显示，男性经历产后不良情绪体验与女性等频。睡眠不足、无法胜任育儿生活以及持续的财务压力都成为男性产后抑郁的触发因素。妻子处于产后抑郁时则有50%的概率导致男性伴侣抑郁。

在母婴关系的相关研究中发现，2个月的婴儿可能出现抑郁状态，核心原因与无法得到父母的关照、陪伴、抚摸和良性的互动有直接关系。处于抑郁状态的父母，无法对婴儿的情感需求做出准确、及时和积极的回应。这一状态长期持续，会对孩子的情绪或行为的发展产生不利的影响。

项目十　生育规划

任务一　产后性生活指导

📖 任务背景

产妇李某，30岁，顺产一名男婴，产后6周。李某反映，产后性生活恢复后，感觉阴道干涩、性欲减退，且对性生活存在一定的心理压力。她的丈夫也表示，夫妻间的亲密关系受到了一定影响，希望得到专业的指导。

任务：为李女士和他的丈夫提供产后性生活指导。

📖 任务目标

知识目标

1. 掌握产后性生活恢复的时间和注意事项。
2. 了解产后性生活常见的问题及解决方法。
3. 熟悉产后性生活指导的基本原则。

能力目标

1. 能够根据产妇的恢复情况和心理状态，提供个性化的性生活指导。
2. 能够与产妇及其伴侣进行有效沟通，帮助他们解决性生活中的问题。
3. 能够设计科学的性生活恢复计划。

素质目标

1. 培养尊重产妇及其伴侣隐私的意识，保护产妇的心理健康。
2. 提升与产妇及其伴侣沟通的能力，增强服务意识。
3. 培养严谨、科学的工作态度，确保指导内容的科学性和实用性。

📖 任务分析

一、任务描述

生育规划是女性生殖健康的重要内容，指为保障社会、家庭和夫妻的权益，育龄夫妻有计划地在适当年龄生育合理数量的子女，并养育健康的下一代，以增进家庭幸福，促进人口、经济、社会、资源、环境协调发展和可持续发展。《中国妇女发展纲要（2021—2030年）》提出，提倡科学备孕和适龄怀孕，保持适宜生育间隔，全面普及生殖健康和优生优育知识，促进健康孕育，减少非意愿妊娠。做好避孕方法的知情选择是生育规划的重要内容。

产后性生活是产妇身体和心理恢复的重要环节。由于分娩对身体的生理影响以及产后心理状态的变化，许多产妇在产后性生活中会遇到问题，如阴道干涩、性欲减退、心理压力等。作为产后恢复师，需要通过科学的方法帮助产妇及其伴侣恢复健康的性生活。

二、任务要求

（1）评估产妇的身体恢复情况（如会阴伤口愈合、激素水平变化等）。

（2）了解产妇的心理状态及其伴侣的态度，提供针对性的指导。

（3）根据产妇的个体情况，制订科学的性生活恢复计划。

（4）提供产后性生活中的注意事项，帮助产妇及其伴侣建立健康的性生活模式。

📑 任务实施

一、评估

（1）环境准备：选择安静、私密的环境，温度适宜（24~26 ℃），避免外界干扰。

（2）物品准备：记录本、签字笔、润滑剂（如有需要）、宣传资料等。

（3）产妇评估：产后时间、分娩方式及会阴伤口愈合情况；产妇的激素水平变化（如雌激素、孕激素水平）；产妇的心理状态（如是否存在焦虑、抑郁等情绪）。

（4）操作者准备：着装整齐，态度温和，尊重产妇隐私。

二、沟通

（1）与产妇及其伴侣核对信息，了解其性生活恢复的意愿和现状。

（2）向产妇及其伴侣解释产后性生活指导的目的、方法和注意事项。

（3）强调隐私保护，鼓励产妇及其伴侣坦诚交流。

三、指导内容

（1）性生活恢复时间：一般建议产后6周左右恢复性生活，具体时间需根据产妇的身体恢复情况（如会阴伤口是否愈合、恶露是否干净等）。若产妇存在会阴伤口疼痛、阴道干涩等问题，可适当延后性生活时间。

（2）性生活中的注意事项：避免过于激烈的动作，选择舒适的体位。使用润滑剂缓解阴道干涩问题。注意个人卫生，避免感染。

（3）心理支持：帮助产妇缓解心理压力，增强对性生活的信心。鼓励夫妻双方加强沟通，增进情感交流。

（4）避孕指导：产后即使月经未恢复，也可能排卵，需采取有效的避孕措施。推荐使用避孕套或口服避孕药等方法，避免紧急避孕药对产妇身体的不良影响。

四、整理

（1）协助产妇及其伴侣整理衣物，确保舒适。
（2）记录产妇的身体和心理状态，以及性生活指导的实施情况。
（3）提供后续随访安排，确保产妇性生活恢复顺利。

Ⅴ 任务评价

一、自我评价

（1）是否全面评估了产妇的身体和心理状态。
（2）是否提供了科学、个性化的性生活指导。
（3）是否与产妇及其伴侣建立了良好的沟通关系。

二、考核评价

（1）评价指标：指导内容的科学性和针对性；产妇及其伴侣的满意度；性生活恢复计划的实施效果。

（2）评价方式：通过观察指导过程、产妇反馈及随访结果进行综合评价。

（3）评价标准：①优秀。指导内容科学、针对性强，产妇及其伴侣满意度高，性生活恢复顺利。②良好。指导内容较科学，产妇及其伴侣满意度较高，性生活恢复基本顺利。③合格。指导内容基本合理，产妇及其伴侣满意度一般，性生活恢复存在部分问题。④不合格。指导内容不科学或不完整，产妇及其伴侣满意度低，性生活恢复效果差。

📖 知识拓展

产后性生活相关知识

一、产后性生活常见问题及解决方法

1. 阴道干涩。

原因：产后雌激素水平下降，阴道分泌物减少。

解决方法：使用天然润滑剂（如水溶性润滑剂），避免使用油性润滑剂。

2. 性欲减退。

原因：产后身体疲劳、激素变化、心理压力等。

解决方法：鼓励夫妻双方加强情感交流，适当增加亲昵行为，缓解心理压力。

3. 会阴伤口疼痛。

原因：分娩导致的会阴撕裂或侧切伤口未完全愈合。

解决方法：选择合适的体位（如女上位），避免直接压迫伤口；必要时可使用局部麻醉药膏。

4. 避孕问题。

原因：产后即使月经未恢复，也可能排卵。

解决方法：推荐使用避孕套或口服短效避孕药，避免紧急避孕药对产妇身体的不良影响。

二、产后性生活恢复的时间范围

顺产产妇：一般建议产后6周左右恢复性生活。

剖宫产产妇：建议产后8~10周恢复性生活，具体时间需根据伤口愈合情况。

若产妇存在其他问题（如会阴伤口疼痛、阴道干涩等），可适当延后性生活时间。

三、心理支持的重要性

产后性生活不仅是生理需求，更涉及夫妻间的情感交流。通过心理支持帮助产妇缓解压力，增强其对性生活的信心，促进夫妻关系和谐。

任务二　产后避孕方法指导

📖 任务背景

产妇赵某，29岁，顺产一名女婴，产后8周，目前处于哺乳期，且有轻微的贫血。赵某和她的丈夫希望了解适合的避孕方法，以避免短期内再次怀孕。

任务：指导赵女士选择一种安全、有效的避孕方式。

📑 任务目标

知识目标

1. 掌握产后避孕的重要性及常见避孕方法。

2. 了解不同避孕方法的适用人群及优缺点。

3. 熟悉产后避孕方法的选择原则。

能力目标

1. 能够根据产妇的生理和心理状态，推荐合适的避孕方法。

2. 能够与产妇及其伴侣进行有效沟通，帮助他们做出科学的避孕选择。

3. 能够设计个性化的避孕方案，并提供后续随访指导。

素质目标

1. 培养尊重产妇及其伴侣隐私的意识，保护产妇的身心健康。

2. 提升与产妇及其伴侣沟通的能力，增强服务意识。

3. 培养严谨、科学的工作态度，确保指导内容的科学性和实用性。

📖 任务分析

一、任务描述

避孕是生育规划的重要组成部分，是采用科学手段，在不妨碍正常性生活和身心健康的情况下，使女性暂时或永久不受孕。产后避孕是产妇恢复期的重要环节，由于产后女性身体尚未完全恢复，且激素水平变化较大，选择合适的避孕方法至关重要。避孕主要控制生殖过程中3个关键环节：①抑制精子与卵子产生；②阻止精子与卵子结合；③使子宫环境不利于精子获能、生存，或不适宜受精卵着床和发育。理想的避孕方法，应符合安全、有效、简便、实用、经济的原则，对性生活及性生理无不良影响，男女双方均能接受并愿意持久使用。目前常用的女性避孕方法有宫内节育器避孕、药物避孕、屏障避孕及女性绝育术等；男性避孕方法有避孕套及男性绝育术。作为产后恢复师，需要根据产妇的具体情况，提供科学、个性化的避孕建议。

二、任务要求

（1）评估产妇的身体恢复情况（如哺乳状态、贫血程度、会阴伤口愈合等）。

（2）了解产妇及其伴侣的避孕意愿和需求。

（3）根据产妇的个体情况，推荐合适的避孕方法，并解释其优缺点。

（4）提供避孕方法的使用指导和注意事项，确保产妇及其伴侣能够正确使用。

任务实施

一、评估

（1）环境准备：选择安静、私密的环境，温度适宜（24~26 ℃），避免外界干扰。

（2）物品准备：记录本、签字笔、避孕方法宣传资料、避孕工具（如避孕套、润滑剂等）。

（3）产妇评估：产后时间、分娩方式及身体恢复情况（如会阴伤口愈合、恶露是否干净等）；是否处于哺乳期，以及哺乳对避孕方法选择的影响；产妇的激素水平变化（如雌激素、孕激素水平）；产妇的心理状态（如是否存在焦虑、抑郁等情绪）。

（4）操作者准备：着装整齐，态度温和，尊重产妇隐私。

二、沟通

（1）与产妇及其伴侣核对信息，了解其避孕意愿和需求。

（2）向产妇及其伴侣解释产后避孕的重要性及常见避孕方法。

（3）强调隐私保护，鼓励产妇及其伴侣坦诚交流。

三、操作

（一）工具避孕

避孕套作为屏障阻止精子进入阴道而达到避孕目的。为筒状优质薄型乳胶制品，顶端呈小囊状，排精时精液储留在囊内，容量为 1.8 mL。避孕套分为 29 mm、31 mm、33 mm、35 mm 4 种规格。使用前应先行吹气检查有无漏孔，同时排去小囊内空气，射精后在阴茎尚未软缩时，即捏住套口和阴茎一起取出。使用时选择合适避孕套型号，不宜过大或过小。每次性交时均应全程使用，不能反复使用。正确使用避孕套的避孕率高，达93%~95%。避孕套还具有防止性传播疾病的作用，尤其适用于年轻、性活跃者、哺乳期产妇，无激素影响，同时预防性传播疾病。缺点是需要双方配合，可能影响性生活感受。

（二）药物避孕

药物避孕又称激素避孕，指女性使用甾体激素达到避孕的一类高效避孕方法。甾体激素避孕药的激素成分是雌激素和孕激素。

1. 甾体激素避孕药的作用机制

（1）抑制排卵。避孕药中孕激素负反馈抑制下丘脑释放促性腺激素释放素（GnRH），从而抑制垂体分泌促卵泡激素（FSH）和促黄体素（LH），干扰卵泡发育，同时直接影响垂体对 GnRH 的反应，不出现排卵前 LH 峰，排卵受到抑制。

（2）改变子宫颈黏液性状。孕激素使子宫颈黏液量减少，黏稠度增加，拉丝度降低，不利于精子穿透。单孕激素制剂改变子宫颈黏液作用可能为主要的避孕机制之一。

（3）改变子宫内膜形态与功能。子宫内膜的正常生理变化，为胚胎着床创造了必要条件，避孕药甾体激素抑制子宫内膜增殖变化，使子宫内膜与胚胎发育不同步，不适于受精卵着床。

（4）改变输卵管的功能。在雌、孕激素作用下，输卵管上皮纤毛功能、肌肉节段运动和输卵管液体分泌均受到影响，进而改变了受精卵在输卵管内的正常运动。

2. 避孕药的分类

根据药物作用时间，甾体激素避孕药分为短效、长效、速效和缓释类。按照给药途径，可分为口服、注射、经皮肤、经阴道及经子宫腔。目前我国常用的激素避孕药种类见表 10.1、表 10.2。

表 10.1　女性常用的甾体激素复方短效口服避孕药

名称	雌激素含量 /mg	孕激素含量 /mg	剂型
复方炔诺酮片	炔雌醇 0.035	炔诺酮 0.6	22 片 / 板
复方醋酸甲地孕酮片	炔雌醇 0.035	甲地孕酮 1.0	22 片 / 板
复方去氧孕烯片	炔雌醇 0.03 炔雌醇 0.02	去氧孕烯 0.15 去氧孕烯 0.15	21 片 / 板 21 片 / 板
炔雌醇环丙孕酮片	炔雌醇 0.035	环丙孕酮 2.0	21 片 / 板
屈螺酮炔雌醇片	炔雌醇 0.03	屈螺酮 3.0	21 片 / 板
屈螺酮炔雌醇片Ⅱ	炔雌醇 0.02	屈螺酮 3.0	24+4 片 / 板
左炔诺孕酮 / 炔雌醇三相片 第一相（1~6 片） 第二相（7~11 片） 第三相（12~21 片）	炔雌醇 0.03 炔雌醇 0.04 炔雌醇 0.03	左炔诺孕酮 0.05 左炔诺孕酮 0.075 左炔诺孕酮 0.125	

表 10.2　女性其他甾体激素避孕药

类别	名称	雌激素含量 /mg	孕激素含量 /mg	剂型
紧急避孕药	左炔诺孕酮片	炔雌醇 0.03	左炔诺孕酮 0.75	片
	复方左炔诺孕酮片		左炔诺孕酮 0.15	片
长效避孕针	复方庚酸炔诺酮注射液	戊酸雌二醇 5.0	庚酸炔诺酮 50	针
	复方甲地孕酮避孕针	雌二醇 3.5	醋酸甲地孕酮 25	针
皮下埋植剂	左炔诺孕酮硅胶棒Ⅰ型		左炔诺孕酮 36/ 根	6 根
	左炔诺孕酮硅胶棒Ⅱ型		左炔诺孕酮 75/ 根	2 根
	依托孕烯植入剂		依托孕烯 68/ 根	1 根
阴道避孕环	左炔诺孕酮阴道避孕环		左炔诺孕酮 5.0	只
	依托孕烯炔雌醇阴道避孕环	炔雌醇 2.7	依托孕烯 11.7	只

（1）口服避孕药。

①复方短效口服避孕药：雌、孕激素组成的复合制剂。雌激素成分主要为炔雌醇，孕激素成分各不相同，构成不同配方及制剂。随着激素避孕的发展，复方短效口服避孕药中的炔雌醇从 35 μg 降至 20 μg，孕激素结构更接近天然孕酮，使药物活性增加，提高避孕效果，减少副作用。

使用方法：目前复方短效口服避孕药通常在月经周期的第 1 日开始服药，不同剂型活性药片数量不同。如 21 片剂型，连服 21 日，停药 7 日后服用第 2 周期的药物；24+4 片剂型，先服活性片，服完 24 片后服 4 片空白片，无须停药接着服下一周期。应用中若有漏服应及早补服，且警惕有妊娠可能。用法及漏服药的补服方法参考具体使用避孕药的说明书。复方短效口服避孕药正确使用能达到高效避孕，漏服药物时有效率下降。

②复方长效口服避孕药：由长效雌激素和人工合成孕激素配伍制成，服药 1 次可避孕 1 个月。长效雌激素为炔雌醇环戊醚，简称炔雌醚。口服后被胃肠道吸收，储存于脂肪组织内，缓慢释放起长效避孕作用。孕激素促使子宫内膜转化为分泌期引起撤退性出血。复方长效口服避孕药激素含量大，副作用较多，如类早孕反应、月经失调等，临床上较少用。

（2）避孕针。分为单孕激素制剂和雌、孕激素复合制剂两种，尤其适用于对口服避孕药有明显胃肠道反应者。雌、孕激素复合制剂肌内注射 1 次，可避孕 1 个月。首次于月经周期第 5 日和第 12 日各肌内注射 1 支，以后在每次月经周期第 10~12 日肌内注射 1 支。一般于注射后 12~16 日月经来潮。单孕激素制剂，如醋酸甲羟孕酮避孕针，每隔 3 个月注射 1 次；庚炔诺酮避孕针，每隔 2 个月肌内注射 1 次。避孕针有月经紊乱、点滴出血、闭经等副作用。由于单孕激素制剂对乳汁的质和量影响小，较适用于哺乳期女性。

（3）缓释避孕药。又称缓释避孕系统，是以具备缓慢释放性能的高分子化合物为载体，一次给药，在体内通过持续、恒定、微量释放甾体激素，达到长效避孕目的。目前常用的有皮下埋植剂、阴道药环、避孕贴片及含药宫内节育器。

①皮下埋植避孕剂：一种缓释系统的避孕剂，内含孕激素。含左炔诺孕酮皮下埋植避孕剂分为左炔诺孕酮硅胶棒Ⅰ型和Ⅱ型。Ⅰ型每根硅胶棒含左炔诺孕酮（LNG）36 mg，总量216 mg，使用年限5~7年；Ⅱ型每根含左炔诺孕酮75 mg，总量150 mg，使用年限3~5年。含依托孕烯单根埋植剂内含依托孕烯68 mg，放置简单，副作用小，埋植一次可维持3年。

皮下埋植剂的用法：在月经周期开始的7日内均可放置，硅胶棒埋入左上臂内侧皮下，6根皮埋剂呈扇形放置。放置后24小时发挥避孕作用，每日释放约30 μg。由于其为单孕激素制剂，点滴出血或不规则流血为主要副作用，少数出现闭经，随放置时间延长会逐步改善，一般不需处理。若流血时间长而不能耐受者，可给予雌激素治疗。少数女性可出现功能性卵巢囊肿、情绪变化、头痛等。

②阴道避孕环：以硅胶或柔韧塑料为载体，内含激素的阴道环，每日释放小剂量的激素，通过阴道壁吸收入血液循环产生避孕作用。依托孕烯炔雌醇阴道避孕环内含依托孕烯11.7 mg，炔雌醇2.7 mg。环直径54 mm，横截面直径4 mm。月经第1日放置，3周后取出，停用1周后再放下一个环。

③避孕贴片：避孕药放在特殊贴片内，粘贴在皮肤上，每日释放一定剂量的避孕药，通过皮肤吸收达到避孕目的。每周1片，连用3周，停用1周，每月共用3片。

3. 甾体激素避孕药的禁忌证和慎用情况

甾体激素避孕药的禁忌证和慎用情况包括：①严重心血管疾病、血栓性疾病不宜应用，如高血压、冠心病、静脉栓塞等；②急、慢性肝炎或肾炎；③性激素依赖性肿瘤或癌前病变；④内分泌疾病，如糖尿病、甲状腺功能亢进是应用甾体激素避孕药的相对禁忌证；⑤哺乳期不宜使用含雌激素的避孕药；⑥年龄 >35 岁的吸烟女性；⑦精神病患者；⑧有严重偏头痛，反复发作者。

4. 甾体激素避孕药的副作用及处理

（1）类早孕反应。服药初期约10%女性出现食欲缺乏、恶心、呕吐、乏力、头晕、乳房胀痛等类似妊娠早期的反应，一般不需特殊处理，坚持服药数周期后副作用自然消失。症状严重时需考虑更换制剂或停药改用其他措施。

（2）出血模式改变。包括不规则阴道流血和闭经。服药期间阴道流血又称突破性出血。多数发生在漏服避孕药后，少数未漏服避孕药也会发生。轻者点滴出血，不用处理，随着服药时间延长点滴出血逐渐减少直至停止。流血偏多者，每晚在服用避孕药同时加服雌激素直至停药。流血似月经量或流血时间已近月经期，则停止服药，作为一次月经来潮。于下一周期再开始服用药物，或更换避孕药。约1%~2%女性口服避孕药后发生闭经，停药后月经不来潮，需先除外妊娠，停药7日后可继续服药，若连续停经3个月，需停药观察。

（3）体重及皮肤变化。早期研制的避孕药中雄激素活性强，个别女性服药后食欲亢进，体内合成代谢增加，体重增加；极少数女性面部出现淡褐色色素沉着。近年来随着口服避孕药不断发展，雄激素活性降低，孕激素活性增强，且用量小，副作用明显减轻，而且能改善皮肤痤疮、多毛等症状。屈螺酮炔雌醇片的屈螺酮具有抗盐皮质激素的作用，可减少雌激素引起的水钠潴留现象。

（4）其他。个别女性服药后出现头痛、复视等，可对症处理，必要时停药并做进一步检查。

5. 应用甾体激素避孕药对人体的影响

（1）对机体代谢的影响。长期应用甾体激素避孕药对糖代谢的影响与避孕药中雌、孕激素的成分及剂量有关。少数使用者对胰岛功能有一定影响，可出现糖耐量改变，但无糖尿病征象，停药后恢复正常。对脂代谢的影响，目前认为雌激素使低密度脂蛋白降低，高密度脂蛋白升高，也可使甘油三酯升高。而孕激素可对抗甘油三酯升高，但高密度脂蛋白降低。因此，有心血管疾病发生且存在潜在高危因素的女性（如年龄 >40 岁、长期吸烟、肥胖、高血压等）不宜长期使用甾体激素避孕药。甾体激素避孕药对蛋白质代谢的影响较小，无临床症状。

（2）对心血管系统的影响。由于甾体激素避孕药对脂代谢的作用，长期应用甾体激素避孕药对心血管系统有一定的影响，增加卒中、心肌梗死的发病概率。目前使用的低剂量甾体激素避孕药对心血管疾病的风险明显降低，尤其是年轻（年龄 <35 岁）、无吸烟史、无高血压史或服药期间血压不增高的女性。

（3）对凝血功能的影响。口服雌激素可使凝血因子升高，使用较大剂量的雌激素可使血栓性疾病发生风险增加。目前国内使用的短效甾体激素避孕药含炔雌醇 20~35 μg，属于低剂量甾体激素避孕药，不增加血栓性疾病的发病率。有血栓风险者，建议采用皮埋、阴道避孕环、避孕贴片等非胃肠道途径，降低血栓风险。

（4）对肿瘤的影响。复方口服避孕药中孕激素成分对子宫内膜有保护作用，可降低子宫内膜癌的发病概率。长期服用复方口服避孕药也可降低卵巢癌的发病风险。长期用甾体激素避孕药是否增加乳腺癌的发生，近年来仍有争议，有待进一步研究。

（5）对子代的影响。有证据显示，复方短效口服避孕药停药后妊娠，不增加胎儿畸形的发生率。由于复方短效口服避孕药中激素半衰期短，停药后即可妊娠，对子代生长与发育没有影响。长效避孕药内含激素成分及剂量与短效避孕药有很大不同，停药 6 个月后妊娠较安全。

（6）其他。应用复方甾体激素避孕药还有调节月经周期、减少月经量、缓解痛经及经前期综合征、预防子宫内膜增生性疾病等非避孕益处。

（三）宫内节育器

1. 宫内节育器的分类

宫内节育器（IUD）是一种安全、有效、简便、经济、可逆的避孕工具，为我国生育期女性最常用的避孕措施。一般使用期限为 5~10 年。

激素 IUD：释放孕激素，减少月经量，适用于月经量多的产妇。以聚乙烯作为 T 形支架，纵管储存人工合成的左炔诺孕酮，纵管外包有含聚二甲基硅氧烷的膜控制药物释放。主要副作用为月经变化，表现为点滴出血，经量减少甚至闭经。取出节育器后恢复正常。

含铜活性 IUD：指在子宫腔内持续释放具有生物活性、有较强抗生育能力的铜离子（Cu^{2+}）IUD，其中部分同时含药物吲哚美辛，能够减少 IUD 引起的月经过多及痛经。无激素影响，适合长期避孕。含铜活性 IUD 从形态上分为 T 形、V 形、宫形等，铜的表面积各不同。其避孕效果与含铜表面积成正比，临床副作用主要表现为月经模式改变（经量多、经期延长、不规则出血）。常见含铜节育器包括含铜 T 形 IUD、含铜 V 形 IUD、宫铜 IUD、含铜无支架 IUD 等。

2. 宫内节育器发挥避孕作用的机制

（1）干扰着床：①异物刺激导致子宫内膜损伤及慢性炎症反应，同时产生前列腺素，改变输卵管蠕动，使受精卵运行速度与子宫内膜发育不同步，受精卵着床受阻。此为避孕的主要机制。②子宫内膜受压缺血及吞噬细胞的作用，激活纤溶酶原，局部纤溶酶活性增强，致使囊胚溶解吸收。③铜离子进入细胞，影响锌酶系统如碱性磷酸酶和碳酸酐酶，阻碍受精卵着床及胚胎发育；影响糖原代谢、雌激素摄入及 DNA 合成，使内膜细胞代谢受到干扰，受精卵着床及囊胚发育受到影响。

（2）精子和胚胎的毒性作用：①铜离子具有使精子头尾分离的毒性作用，使精子不能获能。② IUD 由于压迫局部发生炎症反应，炎症细胞对胚胎有毒性作用。同时产生大量巨噬细胞覆盖于子宫内膜，影响受精卵着床，并能吞噬精子及影响胚胎发育。

（3）激素 IUD 的避孕机制主要是孕激素的局部作用：①使子宫内膜腺体萎缩，间质蜕膜化，间质炎症细胞浸润，不利于受精卵着床。②改变子宫颈黏液性状，使子宫颈黏液稠厚，不利于精子穿透。③改变子宫和输卵管的局部内环境，抑制精子的功能，阻止受精。④可抑制部分女性排卵。

（四）自然避孕法

自然避孕法是利用月经周期的特点，确定安全期，进行避孕的方法。根据女性生殖生理的知识推测排卵日期，在判断周期中的易受孕期进行禁欲而达到避孕目的。自然避孕法失败率高，并不十分可靠，不宜推广。

1. 日历表法　适用于月经周期规律的女性，排卵通常发生在下次月经来潮前 14 日左右，据此推算出排卵前后 4~5 日为易受孕期，其余时间视为安全期。

2. 基础体温法和子宫颈黏液观察法 根据基础体温和子宫颈黏液判断排卵日期。基础体温的曲线变化与排卵时间的关系并不恒定，子宫颈黏液观察需要经过培训才能掌握。

3. 哺乳闭经避孕法 产后 6 个月内、完全哺乳（或几乎完全哺乳）、月经尚未恢复这个阶段的一种自然避孕法。

（五）个性化避孕方案

1. 哺乳期 不影响乳汁质量及婴儿健康。推荐使用避孕套或单纯孕激素避孕法（如迷你丸）。产后 6 周后可以选用单孕激素避孕方法，不影响乳汁质量。哺乳期放置宫内节育器，操作要轻柔，防止子宫损伤。由于哺乳期阴道较干燥，不适用避孕药膜。哺乳期不宜使用雌、孕激素复合避孕药或避孕针以及安全期避孕。

2. 生育间隔期 选择长效、可逆、安全、可靠的避孕方法，减少非意愿妊娠进行手术带来的痛苦及并发症。各种避孕方法（宫内节育器、皮下埋植剂、复方口服避孕药、避孕针、避孕套等）均适用，根据个人身体状况进行选择。剖宫产产妇建议产后至少等待 6 个月再放置宫内节育器，避免子宫穿孔风险。有贫血的产妇避免使用可能导致月经量增加的避孕方法（如铜 IUD）。

3. 绝经过渡期 此期仍有排卵可能，应坚持避孕，选择以屏障避孕为主的避孕方法。可采用避孕套。原来使用宫内节育器无不良反应者可继续使用，至绝经后半年内取出。不宜选用复方避孕药及安全期避孕。

（六）避孕效果观察与随访

定期随访，观察避孕效果及产妇身体反应。若出现异常情况（如月经量过多、腹痛等），及时调整治疗方案。

四、整理

（1）协助产妇及其伴侣整理衣物，确保舒适。
（2）记录产妇的身体和心理状态，以及避孕指导的实施情况。
（3）提供后续随访安排，确保避孕方法使用正确且效果良好。

◤ 任务评价

一、自我评价

（1）是否全面评估了产妇的身体和心理状态。
（2）是否提供了科学、个性化的避孕建议。
（3）是否与产妇及其伴侣建立了良好的沟通关系。

二、考核评价

（1）评价指标：①指导内容的科学性和针对性。②产妇及其伴侣的满意度。③避孕方法的使用效果及随访结果。

（2）评价方式：通过观察指导过程、产妇反馈及随访结果进行综合评价。

（3）评价标准：①优秀。指导内容科学、针对性强，产妇及其伴侣满意度高，避孕效果良好。②良好。指导内容较科学，产妇及其伴侣满意度较高，避孕效果较好。③合格。指导内容基本合理，产妇及其伴侣满意度一般，避孕效果一般。④不合格。指导内容不科学或不完整，产妇及其伴侣满意度低，避孕效果差。

📖 知识拓展

生育规划相关的输卵管手术

生育规划相关的输卵管手术包括输卵管绝育术和输卵管吻合术。

一、输卵管绝育术

输卵管是卵子与精子结合受精并将受精卵运送到子宫的通道。通过手术或药物堵塞输卵管阻断精子与卵子相遇而达到绝育，称为输卵管绝育术。输卵管绝育术是一种安全、永久性节育措施，可经腹腔镜、开腹或经阴道操作完成。目前常用方法为腹腔镜下输卵管绝育术。

1. 适应证：①要求接受绝育手术且无禁忌证者；②患严重全身疾病不宜生育者。

2. 禁忌证：①24 小时内 2 次体温达 37.5 ℃ 或以上；②全身状况不佳，如心肺功能不全、血液病等，不能耐受手术；③严重的神经症；④各种疾病急性期；⑤腹部皮肤有感染灶或患有急、慢性盆腔炎；⑥腹腔粘连、膈疝等，需行开腹手术。

3. 术前准备：①手术时间选择。非孕女性在月经干净后 2~7 日。哺乳期或闭经女性应排除早孕后再行绝育术。②解除受术者思想顾虑，做好解释、咨询和知情同意。③详细询问病史，并做全身检查、妇科检查及心肺功能检查等，实验室检验包括阴道分泌物常规、血尿常规、凝血功能、肝功能等。④按腹腔镜术前常规准备。

4. 手术步骤：采取硬膜外麻醉或全身麻醉，受术者应取头低足高仰卧位。脐孔下缘作 1 cm 小切口，先用气腹针插入腹腔，充 CO_2 2~3 L，插入套管针放置腹腔镜。在腹腔镜下行输卵管抽芯包埋或将弹簧夹或硅胶绝育环置于输卵管峡部，以阻断输卵管。也可采用双极电凝法烧灼输卵管峡部。

经统计各种绝育术的失败率，以电凝术最低，再通率为 0.19%，硅胶环 0.33%，弹簧夹高达 2.71%。机械性绝育术与电凝术相比，毁损组织少，可能为以后输卵管复通提供更高的成功率。根据卵巢癌输卵管起源理论，机会性输卵管切除代替输卵管阻断可降低卵巢癌发病率。

5. 术后处理：①静卧 4~6 小时后可下床活动；②观察生命体征有无改变。

6. 术后并发症：少见，可能出现以下并发症。①出血或血肿：过度牵拉损伤输卵管或输卵管系膜血管，引起腹腔内积血或血肿；②感染：包括局部感染和全身感染，感染原因为体内原有感染尚未控制、消毒不严或手术操作无菌观念不强；③损伤：解剖关系辨认不清或操作粗暴可致膀胱、输尿管、肠管损伤；④输卵管再通：绝育术后再通率为 0.2%~2%。

腹腔镜输卵管绝育术优点多，如手术时间短，恢复快等。而开腹输卵管绝育术有抽芯包埋法、输卵管银夹法和输卵管折叠结扎切除法，目前已较少单独应用，一般在行其他手术时一并进行。

二、输卵管吻合术

输卵管吻合术，又称输卵管复通术，指输卵管绝育术后，由于各种原因要求恢复生育功能而行的输卵管手术。手术将结扎或堵塞部位的输卵管切除，再将两断端修整后重新接通。根据输卵管吻合部位情况可采用端端吻合、端斜缝合、漏斗形缝合、袖套缝合等方法。适用于夫妇双方身体健康具有生育功能的女性。为了提高手术的精确度和成功率，减少损伤形成的粘连，输卵管复通术可在放大镜和手术显微镜下进行。近年来，腹腔镜或机器人辅助下的微创手术技术不断成熟，基本代替了开腹的显微镜下输卵管吻合术。

手术过程：暴露并检查双侧输卵管情况，经伞端注液确定阻塞部位，于该部位切开输卵管浆膜，游离管芯约 0.5 cm，并切除结扎部分及周围瘢痕组织，经伞端放入支架通至近端输卵管腔内，注液确定近端为通畅。端端间断缝合输卵管肌层，然后缝合浆膜层。

项目十一　服务管理

任务一　产后恢复效果评估

任务背景

产妇李某，28 岁，自然分娩后 93 天。30 天前于产后恢复中心办理子宫复旧及形体恢复调理套餐，目前已经调理了 8 次，对产后恢复中心的服务和人员专业度非常满意。

产后 42 天医院体格检查：B 超显示子宫恢复正常，会阴伤口愈合好，无红肿、疼痛。产后恢复中心初次体格检查：体温 36.5 ℃，脉搏 83 次 / 分，心率 20 次 / 分，血压 120/80 mmHg。身高 163 cm，体重 65 kg，腰围 86 cm。全母乳喂养，自觉乳汁量不足，双乳充盈，无发热、胀痛等问题，两乳头无凹陷，左乳头有皲裂。月经未复潮。盆底肌肌电检测得分为 60 分，腹直肌分离 3 指。衣服穿 XL 码，喜食辛辣食品，平素不爱运动。

预期目标：体重 55 kg，腰围 78 cm，全母乳喂养，盆底肌肌电检测得分 80 分及以上，腹直肌分离 2 指以内。

本次体格检查：体温 36.8 ℃，脉搏 84 次 / 分，心率 20 次 / 分，血压 110/80 mmHg。身高 163 cm，体重 58 kg，腰围 76 cm，全母乳喂养，乳量足，双乳充盈，无发热、胀痛等问题，两乳头无凹陷，无皲裂。月经未复潮。盆底肌肌电检测得分为 82 分，腹直肌分离 1.5 指。衣服穿 L 码，戒辛辣，每天进行 1 小时的产后瑜伽锻炼。

任务：为了更好地帮助李女士进行产后恢复调理服务，请对李女士的产后恢复效果进行评估。

任务目标

知识目标

1. 能叙述产后恢复效果评估的 5 个方面和常用评估方式。
2. 熟知产后恢复效果评估的操作流程和任务评价。

能力目标

1. 能对产妇产后恢复效果进行评估。
2. 能选用合适的评估方法对产妇进行效果评估。

1. 服务意识强，遵守职业道德。
2. 尊重产妇，关爱产妇身心健康。
3. 具有一定的协调与沟通能力，善于与产妇沟通。

📖 任务分析

一、产妇情况分析

（1）分娩方式差异：顺产产妇需重点关注会阴伤口愈合、盆底肌功能恢复以及子宫复旧情况；剖宫产产妇则要着重评估腹部伤口愈合、子宫瘢痕恢复以及术后身体机能的整体恢复。

（2）个体差异：不同年龄、身体素质、基础疾病的产妇，其恢复速度和效果存在差异。例如，年轻且身体素质较好的产妇恢复相对较快，而年龄较大或有慢性疾病（如糖尿病、高血压）的产妇恢复可能较慢，且存在更多风险。

（3）恢复需求多样性：除了身体恢复，产妇在母乳喂养、心理调适方面的需求各不相同。有些产妇可能在母乳喂养上遇到较大困难，而有些产妇则更需要心理支持来适应母亲角色。

二、评估方法选择

（1）身体检查：通过体格检查（如测量血压、心率、体温等生命体征，检查子宫大小、位置，查看伤口愈合情况）直接了解产妇身体状况。对于评估身体基本恢复情况较为直观，但对一些细微的功能恢复（如盆底肌的精细功能）可能不够精确。

（2）仪器检测：利用盆底肌检测仪、骨密度检测仪等专业仪器，能够定量分析产妇特定身体功能的恢复情况，如盆底肌的收缩力、骨密度变化等。然而，仪器检测成本较高，且对操作人员要求较高。

（3）问卷调查：运用爱丁堡产后抑郁量表、母乳喂养自我效能量表等问卷，可了解产妇的心理状态和母乳喂养信心等主观感受。但问卷结果受产妇主观因素影响较大，可能存在偏差。

三、评估指标确定

（1）身体恢复指标：包括子宫大小恢复至孕前状态的时间、恶露干净的时间、盆底肌收缩力恢复情况、身体体能恢复程度（如能否进行日常活动、运动耐力等）、骨密度是否恢复正常等。

（2）母乳喂养指标：乳汁分泌量是否满足婴儿需求、母乳喂养姿势是否正确、乳头有无皲裂、乳腺是否通畅、母乳喂养持续时间等。

（3）心理恢复指标：情绪稳定性、对母亲角色的适应程度、睡眠质量改善情况、是否存在焦虑或抑郁症状等。

四、沟通与协作需求

（1）与产妇沟通：在评估过程中，要向产妇详细解释评估的目的、方法和流程，消除其顾虑。在反馈评估结果时，使用通俗易懂的语言，让产妇理解恢复情况和后续建议，鼓励产妇提问并给予耐心解答。

（2）与团队协作：与妇产科医生沟通，获取产妇分娩时的详细信息和产后的医疗建议，为评估提供医学依据；与康复治疗师交流，了解产妇康复训练的进展和效果；与心理咨询师协作，共同评估产妇的心理状态，制订心理干预方案。

五、任务要求

产后恢复效果评估是从身体外观和功能、特殊症状与体征、健康宣教、操作技能、心理及情感 5 个方面进行。产后恢复效果评估指用来评价产后恢复调理方案是否适合，是否需要进一步优化，以及产后恢复人员专业技能运用的熟练程度。

任务实施

产后恢复效果评估的实施步骤和说明见表 11.1。

表 11.1　产后恢复效果评估的实施步骤和说明

项目	实施步骤	说明
评估	1. 环境条件：干净，整洁，安全，舒适。 2. 物品准备：产妇健康评估单。 3. 产妇准备：精神状态良好，配合度高。 4. 操作者准备：着装整齐，洗手。	选择能让产妇放松的环境。 选用调理前、调理后的不同时间评估单，可以参考医院检查报告。
沟通	1. 与产妇核对相关信息并询问其效果评估的意愿。 2. 向产妇解释评估的目的、方法和注意事项。	尊重产妇，态度和蔼，语气温柔。
操作	**第一项：身体外观和功能** 通过直接观察和检查测量数据等，来了解产妇外观和功能的变化情况，并推断这些变化与调理之间的关系。 1. 体重从调理前 65 kg 到调理后 58 kg，减重 7 kg。目标达成 70%。	1. 调理效果与预期目标之间的达成比值： （1）比值 ≥ 80% 为优秀。 （2）60% ≤ 比值 <80% 为良好。 （3）30% ≤ 比值 <60% 为一般。 （4）比值 <30% 为不佳。

项目	实施步骤	说明
操作	2. 腰围从调理前 86 cm 到调理后 76 cm，减少 10 cm。目标达成 125%。 3. 衣服从调理前 XL 到调理后 L 码。 评价：产妇身体体型方面有很大改善，说明调理效果良好以上，可以继续按原调理方案进行调理。	2. 调理效果良好及以上，可以按原调理方案进行调理。 3. 调理效果一般，可以考虑改善或加强某些方面来强化效果。 4. 调理效果不佳，则要对调理方案进行重新制订。
	第二项：特殊症状与体征 在调理方案中明确指出产妇存在的不利于健康症状与体征，这些症状与体征的改善或消除可以作为效果评价的标准之一。这些效果的达成可以通过直接观察、仪器检测、产妇交流及查阅医院报告来评价。 1. 腹直肌分离从调理前 3 指到调理后 1.5 指。目标已达成。 2. 盆底肌肌电检测得分从调理前 60 分到调理后 82 分。目标已达成。 3. 调理前自觉乳汁不足到调理后乳汁充足，全母乳喂养。目标已达成。 4. 调理前左乳头皲裂到调理后无皲裂。目标达成 100%。 评价：产妇在腹直肌、盆底肌、母乳喂养方面的调理效果优秀，可以继续按原调理方案进行调理。	避免使用专业词汇，尽量使用通俗语言代替专业术语。
	第三项：健康宣教 能确定产妇通过调理过程可获得相关的产后恢复健康教育知识，同时能将其运用于日常生活中。这些效果的达成可以通过与产妇交流来评估。 1. 产妇调理前喜食辛辣食品，调理后戒辛辣。 2. 产妇调理前不爱运动，调理后每天进行 1 小时的产后瑜伽锻炼。 评价：产妇通过产后恢复师的健康宣教，已经将其运用于日常生活。	交流中注意倾听技巧，不要轻易打断对方的讲话，耐心地等对方讲完。
	第四项：操作技能 1. 通过产妇对产后恢复师的服务质量满意度进行评估。 2. 高级别产后恢复师通过直接观察来完成。高级别产后恢复师可将所观察的操作情况与调理计划中描述的行为相对比。 评价：产妇对于产后恢复师的服务质量非常满意，同时高级别产后恢复师也评价其手法操作熟练，能高质量地实施产后恢复调理方案。	评估时应以技能操作标准为指导，不应以个人喜好来评估。

项目	实施步骤	说明
操作	**第五项：心理及情感** 产妇所经历的情感和心理是主观的，通常难以测量。一般是通过产妇的行为和情绪来简单反应产妇的心理和情感。 产后恢复师通过非正式的交谈、案例讨论以及直接观察产妇的表情、声调、语言信息等，并要重视来自医护人员提供的资料。	必要时可通过爱丁堡产后抑郁量表、母乳喂养自我效能量表等问卷。
整理	1. 记录汇总存档。 2. 评价效果反馈：产妇调理效果良好以上，可以继续按原调理方案进行调理。 3. 整理用物。 4. 洗手记录。	评估结果应汇总成文字档进行存档。当评估效果不理想时，应及时上报高级别产后恢复人员，进行调理方案的调整。

▽ 任务评价

一、过程性评价

（1）评估方法运用：观察学习者在评估过程中是否正确选择和运用各种评估方法，如身体检查手法是否规范、仪器操作是否熟练、问卷调查是否按标准流程进行。

（2）数据收集准确性：评价学习者收集的评估数据是否准确、完整。检查生命体征测量数据是否在合理范围内，有无漏记或错记；哺乳评估中，乳汁分泌量测量、哺乳姿势观察等记录是否详细准确。

（3）沟通效果：考察学习者与产妇沟通的能力，包括是否能够清晰解释评估目的、方法和结果，能否耐心倾听产妇的意见和疑问，给予有效的反馈和支持。通过观察学习者与产妇的交流过程，或让学习者进行模拟沟通，评估其沟通效果。

二、终结性评价

（1）理论知识考核：通过笔试或在线测试，考查学习者对产后恢复评估相关理论知识的掌握程度。

（2）案例分析考核：给出若干个不同情况的产妇案例，要求学习者进行评估分析，并制订后续恢复建议。根据学习者的分析过程、评估结果判断的准确性、建议的合理性以及沟通能力等方面进行评分。

（3）实践操作考核：安排学习者在实际场景中对产妇进行产后恢复效果评估，由专业教师观察其操作过程，评估其评估方法运用、数据收集、分析判断以及沟通记录等方面的能力。根据预先制订的评分标准，对学习者的实践操作进行打分。

📖 **知识拓展**

产后身体恢复的标准

1.乳房：产后乳汁分泌良好，无乳头疼痛、皲裂、乳房胀痛。回乳后恢复较好，乳房饱满，无明显下垂。

2.形体：产妇 BMI<24 kg/m²，形态基本恢复到孕前状态，盆底肌群、腹壁和四肢肌肉弹性增强，产后的疲劳感减轻或消除，体力恢复正常。

3.骨盆：骨盆恢复正常的生理位置，改善由于骨盆前倾、侧倾、后倾而带来的如长短腿、高低肩等一系列问题。

4.子宫：产后6周，子宫恢复到未孕时大小，无触痛；月经在产后6周或哺乳期后恢复正常周期。

5.生殖：盆底组织弹性、张力恢复，产后自述性生活满意，无不适感。

6.心理：产妇情绪稳定，生活规律，睡眠质量良好，精神状态佳，产后能较快地适应家庭生活与社会角色转换，家庭和谐，康复良好。

任务二　产后恢复服务计划制订及实施指导

📖 任务背景

产妇李某，32 岁。二胎自然分娩，实施纯母乳喂养，体格检查：体温 36.8 ℃，脉搏 84 次 / 分，心率 20 次 / 分，血压 110/80 mmHg。产后恢复情况好，月经已复潮，体质为气虚体质，已经填写完产妇产后恢复需求表，目前宫颈口用力后有脱垂现象，近三天有母乳喂养不畅、伴涨乳疼痛感，右胸外上象限自测有一个 2 cm×1.5 cm 大小的结节。现产后 49 天，来产后恢复中心咨询产后恢复项目。

任务：为李女士制订产后恢复计划并组织实施。

📑 任务目标

知识目标

1. 能认知制订产妇产后恢复计划的意义。
2. 熟知制订产妇产后恢复计划的正确方法、操作流程和任务评价。

能力目标

1. 能指导初级产后恢复从业人员对产妇的基本状况进行评估。
2. 能根据产妇产后恢复的身体状况进行评估。
3. 能依据评估结果制订具体的产后恢复服务计划。

素质目标

1. 具备耐心、细心、责任心的职业素养，遵守职业道德。
2. 具有一定的协调与沟通能力，善于与产妇及其家属沟通。
3. 尊重产妇，关爱产妇身心健康。

📖 任务分析

一、产妇情况分析

（1）分娩方式及产后身体状况：顺产产妇可能面临会阴侧切伤口疼痛、盆底肌松弛等问题；剖宫产产妇则要关注腹部伤口愈合、子宫复旧情况。同时，产后身体虚弱，免疫力下降，易出现产后感染等并发症。

（2）母乳喂养情况：部分产妇可能出现乳汁分泌不足、乳头皲裂、乳腺堵塞等问题，影响母乳喂养的顺利进行。这可能与产妇营养摄入、乳腺发育、喂养姿势及心理状态等因素有关。

（3）心理状态：产后激素水平的急剧变化，加上角色转变、生活方式改变等，产妇容易出现焦虑、抑郁等情绪问题。了解产妇的家庭支持情况、性格特点等，有助于判断其心理状态及可能面临的心理压力源。

二、服务计划制订要点

（1）确定恢复目标：根据产妇的身体和心理状况，制订短期和长期恢复目标。短期目标如在产后一周内缓解会阴伤口疼痛、提高母乳喂养成功率；长期目标如在产后三个月内恢复盆底肌功能、调整心理状态适应母亲角色。

（2）选择恢复方法：针对不同问题选择合适的恢复方法。对于盆底肌松弛，可采用康复训练结合仪器治疗；对于乳汁分泌不足，通过饮食调理、乳腺按摩及正确的母乳喂养指导来改善；对于心理问题，运用心理疏导、放松训练等方法。

（3）安排时间进程：合理安排各项恢复措施的时间，遵循循序渐进的原则。例如，产后早期以身体休息和伤口护理为主，逐渐增加康复训练强度；母乳喂养指导应在产后尽早开始，并持续进行。

三、服务计划实施难点

（1）产妇依从性：部分产妇可能因身体不适、观念问题等，对服务计划的依从性不高。需要通过良好的沟通，向产妇解释服务计划的重要性和必要性，提高其配合度。

（2）突发情况处理：在恢复过程中，可能出现突发情况，如产后出血、乳腺炎等。学习者需具备敏锐的观察力和应急处理能力，及时发现问题并采取有效的应对措施。

四、沟通与协作需求

（1）与产妇沟通：要用通俗易懂的语言向产妇解释服务计划的内容、目的和实施过程，及时了解产妇的需求和反馈，给予鼓励和支持，增强其信心。

（2）与团队协作：与妇产科医生沟通，获取产妇分娩时的详细信息及产后身体状况评估；与营养师合作，为产妇制订合理的饮食计划；与心理咨询师协作，共同解决产妇的心理问题。

五、任务要求

能根据评估结果制订产后恢复服务计划，并指导初级产后恢复师进行产后恢复计划的实施。

任务实施

制订产后恢复计划的实施步骤及说明见表 11.2。

表 11.2　制订产后恢复计划的实施步骤及说明

项目	实施步骤	说明
准备	1. 环境准备：干净，整洁，安全，温度 24~26 ℃，湿度 50%~60%，可播放柔和的音乐。 2. 工作人员准备：按照服务礼仪规范要求做好接待准备。 3. 物品准备：评估表，产后恢复需求收集表，签字笔，手消毒剂等。	选择适合产妇的轻音乐。 做好心理调适，注意个人卫生，着装规范。注意卫生消毒，做好事前沟通。
评估	1. 产妇基本情况评估。 2. 产妇产后恢复情况评估。	
沟通	1. 与产妇核对相关信息。 2. 向产妇询问其计划实施的时间安排。 3. 解释制订计划的目的并寻求产妇配合。	尊重产妇，态度和蔼，语气温柔。
操作	一、产后恢复服务计划的制订 1. 确定调理项目。 （1）再次核对产妇产后恢复需求表，并罗列出产妇需要调理的问题。 （2）确定产妇当前最需要调理的、最想改变的项目，并取得产妇认可。 例如：根据李女士的需求，其目前最需要的项目有产后堵奶的处理和盆底肌恢复调理。 2. 根据产妇需求制订方案。 方案：盆底肌项目每周调理 3 次，疗程结束后休息 7~10 天，再根据得分情况及身体情况选择是否进行下一个疗程；堵奶的处理为产妇有需求时进行调理。 如两项需求在同一天，则先产妇堵奶的处理后盆底肌调理。居家饮食可增添补气的食疗方案，居家运动应减少剧烈运动保持低强度的有氧运动，如散步或腹式呼吸等。 3. 与产妇沟通告知服务的预期效果并确定服务方案。 根据制订的方案与产妇沟通，告知服务的预期效果，确定最终服务方案，产妇签字确认并缴费。 二、产后恢复服务计划的实施指导 1. 指导初级产后恢复师查阅产妇服务计划，了解本次产妇服务项目实施的意愿。 2. 指导初级产后恢复师与产妇确认产后恢复服务项目，指定实施服务的产后恢复师。 3. 指导初级产后恢复师告知产妇本次服务项目的执行顺序。 例如：今天做的是堵奶的手法处理和盆底肌恢复两个调理项目。	调理过程尽量不中断，按照疗程设定时间进行，效果更佳。如果需求较多，优先调理产妇最需要、最想改变的 1~2 个项目，待一个项目结束并评估后再进行下一个。 盆底肌恢复的预期效果：盆底肌恢复调理项目，如果产妇积极配合，一个疗程可以提高 10~15 分。假如评估分数为 65 分，预期效果设为通过两个疗程的调理达到 80 分以上。 无特殊情况不建议更换人员进行服务。

续表

项目	实施步骤	说明
操作	先做堵奶的手法处理，然后再做盆底肌恢复的调理。 4.指导初级产后恢复师与产妇确认项目的执行时间。 例如：今天两个项目一起预计需要 1.5 个小时。 5.指导初级产后恢复师实施操作。 6.指导初级产后恢复师进行实施后注意事项告知。 根据服务项目告知客户注意事项及居家调理建议。	
整理	1.产后恢复服务计划签名后归档，缴费记录、预约登记记录归档。 2.整理物品，洗手记录	

☑ 任务评价

一、过程性评价

（1）评估准确性：观察学习者在评估产妇身体状况、母乳喂养情况和心理状态时，是否全面、准确地收集信息，运用正确的评估方法和工具。

（2）计划合理性：评价学习者制订的产后恢复服务计划是否科学合理，恢复目标是否明确、可行，恢复方法选择是否恰当，时间安排是否合理。

（3）实施效果：考查学习者在实施服务计划过程中，能否有效地指导产妇进行康复训练、提供母乳喂养支持和心理疏导，观察产妇的身体恢复情况、母乳喂养成功率及心理状态改善情况。

（4）沟通能力：观察学习者与产妇及团队成员的沟通情况，是否能够清晰、有效地表达自己的想法，倾听产妇的需求和意见，与团队成员协作顺畅。

二、终结性评价

（1）理论知识考核：通过笔试或在线测试，考查学习者对产后产妇身体生理变化、常见问题及恢复方法等理论知识的掌握程度。

（2）案例分析考核：给出若干个不同情况的产妇案例，要求学习者进行评估、制订服务计划并说明实施过程。根据学习者的分析过程、计划制订的合理性、实施方法的可行性以及团队协作能力等方面进行评分。

（3）产妇满意度调查：在服务计划实施结束后，通过问卷调查或面对面访谈的方式，收集产妇对学习者服务的满意度评价。了解产妇对服务计划的内容、实施过程、效果以及沟通等方面的满意度。将产妇满意度作为重要的评价指标，促使学习者不断提高服务质量。

产后恢复的黄金期

1. 黄金期：产后 24 小时至 3 个月内，属于产后恢复的黄金期。此时，产妇的身体虚弱，各项身体指标均处于严重失衡状态，如果在这段时间内，内脏功能得不到恢复，生殖器官得不到复位，很容易因拖延而恶化，成为将来生活中一大遗憾。

2. 理想期：产后 3 个月至半年以内，属于产后恢复的理想期。经过黄金期的恢复，内脏器官已经基本复位，本身的气血恢复和肌肉功能也已基本恢复完成，是身体形态、围度塑造的时机。

3. 有效期：产后半年至 3 年内，属于产后女性的恢复末期。在这个阶段，应进行综合体能训练，重点进行身体局部位置的打造，使身体功能达成平衡，平稳过渡到正常生活阶段。